CHRONIQUES D'UN PÉDIATRE ORDINAIRE

Collection Santé, Sociétés et Cultures
dirigée par Jean Nadal

Peut-on être à l'écoute de la souffrance, en comprendre les racines et y apporter des remèdes, hors d'un champ culturel et linguistique, d'un imaginaire social, des mythes et des rituels ? Qu'en est-il alors du concept d'inconscient ? Pour répondre à ces questions, la collection ***Santé, Sociétés et Cultures*** propose documents, témoignages et analyses qui se veulent être au plus près de la recherche et de la confrontation interdisciplinaire.

Dernières parutions

Communication et expression des affects dans la démence de type Alzheimer par la musicothérapie, S.OGAY.
Adoption et culture:de la filiation à l'affiliation sous la direction de S. DAHOUN.
Thérapie familiale et contextes socioculturels en Afrique Noire, G. DIMY TCHETCHE.
Psychiatrie en Afrique, l'expérience camerounaise, Léon FODZO.
Santé, jeunesse et société. La prise en charge des jeunes 18-25 ans au sein d'un Service de Prévention à l'hôpital, B. N. RICHARD.
L'OMS : bateau ivre de la santé publique, Bertrand DEVEAUD, Bertrand LEMENNICIER.
Médecine des philosophies et philosophie médicale, J CHAZAUD.
Pour une clinique de la douleur psychique, M. BERTRAND.
L'adolescence en créations. Entre expression et thérapie, J.L. SUDRES, P. MORON.
Psychiatrie en Côte-d'Ivoire et contexte socio-culturels, Georges TCHETCHE DIMY.
Sociologie de la santé, Alphonse D'HOUTAUD.
Réflexions sur l'infection à virus VIH, Thierry BIGNAND.
*Les émotions. Asie – Europe,*sous la direction d'Adam KISS.
Le corps, la mort et l'esprit du lignage, Aboubacar BARRY.
Noir délire, D. SOULAS de RUSSEL.
L'anorexie mentale, une déraison philosophique, Bernard VIALETTES.

Guénolée de BLIGNIERES STROUK

CHRONIQUES D'UN PÉDIATRE ORDINAIRE

L'Harmattan
5-7, rue de l'École-Polytechnique
75005 Paris
FRANCE

L'Harmattan Hongrie
Hargita u. 3
1026 Budapest
HONGRIE

L'Harmattan Italia
Via Bava, 37
10214 Torino
ITALIE

5-7, rue de l'École-Polytechnique
75005 Paris – France

L'Harmattan, Italia s.r.l.
Via Bava 37
10124 Torino
L'Harmattan Hongrie
Hargita u. 3
1026 Budapest
ISBN : 2-7475-2258-X

AVERTISSEMENT

Ces histoires sont des histoires vraies.

Bien sûr, pour préserver le secret que je dois aux enfants et aux parents, de ce qui m'a été confié en consultation, ou de ce que j'ai pu percevoir, fidèle au serment d'Hippocrate que j'ai eu l'honneur de prêter, les lieux et les noms, les âges et les circonstances ont été changées.

Ceux qui croiraient se reconnaître se tromperaient probablement.

Avant-propos

Grâces soient rendues à mes petits frères, que j'ai eu, autrefois, envie de zigouiller, de réduire en bouillie à coups de claques ; ils sont beaucoup plus forts que moi, maintenant.

Grâces soient rendues à mes petites sœurs, ces chipies, qui sont aujourd'hui de tendres femmes.

Ils m'ont fait croiser l'envie de meurtre, dans la folie de ma jalousie d'aînée.

Un jour, pas loin de la naissance de mon dernier petit frère, dans la rue de mon village, un bébé dans une poussette, poussée par sa mère, passait ; j'ai dit bonjour, comme quand on croise quelqu'un dans un village, et soudain, je me suis sentie étranglée par une envie d'écrabouiller ce bébé, une envie si violente que je ne pouvais plus respirer, que j'avais l'impression que tout le monde la voyait.

J'en ai été abasourdie, et je l'ai aussitôt fermement verrouillée.

Depuis, j'aime les enfants, c'est décidé, et dans mon cabinet de consultation de pédiatrie, je n'ai pas tout à fait fini d'expier ma vilaine envie.

Alors que, l'âge venant, (comme si jamais, un jour, il avait cessé de venir...) je me remets à peine de cette émotion, et que je commence à bien travailler, j'apprends que, dans son palais, dans la Ville, **Le Calife** est inquiet : il y a un trou dans son sac à finances.

Alors, un jour, le **Calife** dit :

> « Il nous faut trouver de l'argent : supprimons les pédiatres dans la Ville ! Les enfants seront vus par le médecin généraliste, qui recevra quelques mois de formation ; et ceux qui seront vraiment malades iront se faire soigner à l'hôpital, par des super-pédiatres, dermato-pédiatres, cardio-pédiatres, neuro-pédiatres, etc... ».

Pourtant, dans la Ville, je ne suis pas seulement une petite personne relativement insignifiante et anonyme, dans son petit cabinet, insignifiant et anonyme, je ne suis pas seule...je suis une sorte d'espace, je suis un lieu.

Introduction

Je suis un lieu

Sur mon trajet quotidien, je connais un endroit d'une rue un peu en pente, où il y a un arrêt d'autobus. Après l'emplacement de l'arrêt, le trottoir fait un décrochement, et s'élargit. En face, débouche une autre rue.

Tous les gens qui descendent de l'autobus, à cet arrêt, ou ceux qui marchent sur ce trottoir, soudain traversent le carrefour, en biais, au mépris total des feux, et de la circulation pourtant dense, et des passages pour piétons, pour aller sur le trottoir d'en face, alors qu'il n'y a aucune raison particulière de traverser là ; ni moins de monde, ni trottoir plus large, ni boutiques attrayantes, rien apparemment.

Comme si tous les gens obéissaient à un signal interne, connu d'eux seuls, inconscient, et qu'ils suivaient, comme les colonnes de fourmis suivent, imperturbablement, avec une opiniâtreté invincible, la piste tracée, mais par quelle première fourmi, et pour quelle raison initiale ?

Comme les eaux qui ruissellent sur une montagne suivent la plus grande pente pour former un ruisseau qui, entre les pierres et les troncs, contournant les obstacles, va irrémédiablement dévaler la colline vers le point le plus bas, les gens suivent peut-être de très anciens sentiers, longeant la berge de ruisseaux disparus, canalisés ou engloutis sous l'asphalte, qui descendaient dans la grande forêt primitive recouvrant les hauteurs de Ménilmontant et de Charonne, vers la vallée du fleuve Seine, dans les temps lointains, et dont nous aurions quelque part gardé des traces.

Sommes-nous encore de ces chasseurs ou cueilleurs anciens, qui devaient, en file indienne, suivre des pistes immémoriales, tracées là pour d'impérieuses raisons ?

Quand je suis à pied, moi aussi, j'ai une envie irrépressible de traverser là, la rue, en biais, au mépris de ce dangereux carrefour.

...Et ceux qui marchent en longeant les maisons, comme pour se mettre à l'abri sous le couvert des arbres, et n'être pas vus...

...Et ceux qui marchent au milieu du trottoir, conquérants, comme pour affirmer leur intrépidité ; ou ceux qui marchent de front, à quatre ou cinq, barrant le trottoir en entier, parlant fort, non pour pouvoir commodément se parler en groupe – car ceux du bout de la file n'entendent pas bien ce qui se dit au milieu – mais plutôt pour affirmer la puissance du groupe de guerriers, et susciter le respect et l'inquiétude de celui qui vient en face.

Peut-être plus ancien encore, notre cerveau archaïque reptilien nous fait aujourd'hui, choisir des pistes qui devaient probablement hier être nécessaires à notre survie ; au temps où les lourds brontosaures, broutant les fougères, dans la vapeur de naphte des forêts quaternaires, ébranlaient de leurs pas massifs la boue des méandres de la Seine, qui peut-être n'existait pas encore ; dans le ciel, les ptérodactyles carnivores guettaient nos ancêtres, les premiers mammifères, qui se terraient, débiles, minuscules et tremblants, pour essayer d'échapper, avec quand-même le succès que l'on sait, aux multiples dangers qui les menaçaient.

Mon cabinet est dans un ancien marécage, le Marais... Les murs de pierre en ont le souvenir, et l'humidité du marais ancien, pourtant drainé, têtue, monte obstinément par capillarité dans les pierres de ce calcaire paléolithique qui garde les traces de la mer originelle ; ces coquilles fossiles, qui ressemblent à celles d'aujourd'hui, sont extraites des anciennes carrières parisiennes, à moitié oubliées, entrailles des collines qui supportent la ville.

Tout a un sens ; tout est plein de traces ; nous sommes remplis de traces que nous ignorons souvent, ou que nous ne savons pas déchiffrer.

Une mère vient, avec son bébé malade ; elle est seule, elle n'a pas de compagnon pour élever l'enfant, et ses plaintes ont multiples, variées, et sans relâche. Elle est toujours inquiète, tout est problème, tout l'angoisse…

Et que fait-elle, ce jour-là, avec son enfant fébrile et malade ?

Elle enlève en entrant son manteau de fausse fourrure, elle l'installe soigneusement, tout en parlant, à l'envers, fourrure à l'extérieur, déployé sur le deuxième fauteuil de mon bureau, et elle dépose son enfant malade sur la fourrure, qui lui fait une couchette.

Une seconde, j'ai cru voir, chez cette femme élégante et soignée, la femme de Cro-Magnon, qui retrouvait le geste archaïque de nos ancêtres, de coucher son petit, malade, sur une douce couche de feuillage ou de fourrure animale.

Et moi, j'étais la sorcière, la magicienne, la guérisseuse, chez qui on vient chercher des gris-gris. Quoi de plus confiant que ce geste : je dépose mon enfant dans ta hutte, pour que tu le guérisses ; je ne le garde pas dans mes bras, ni sur mes genoux, je le dépose là, bien doucement, chez toi : guéris-le. Il fait chaud, il fait sombre, il fait calme, on est protégé comme dans un antre, une tanière, un ventre…

Nos petits enfants, très jeunes, ne sont pas, aujourd'hui, probablement très différents des petits de l'homme de Neandertal, ni des petits des fraternels mammifères. Ils expriment, par leurs cris, leurs comportements, probablement les mêmes choses ; et si la jeune mère ne supporte jamais d'entendre pleurer son bébé, c'est bien qu'il est question de choses importantes, de survie, de vie, ou de mort pour l'enfant si la mère ne comprend pas, n'intervient pas, ou ne répond pas de façon adaptée à ce qu'il essaie d'exprimer par ses cris.

...Et ces petits, dont on garnit, à la manière « new-age », le berceau ou la poussette, d'une peau de mouton : *« C'est très bon, paraît-il... »*.

Que savent-elles, au fond d'elles, ces jeunes femmes, ces jeunes femelles mammifères ?

On ne sait pas pourquoi c'est bon, mais si on y pense... on peut le retrouver.

...En nous, autour de nous, des pistes, mais nous ne les connaissons plus...

Il vaudrait mieux, avant de décider des emplacements des passages pour piétons, des sens interdits, des interdictions de stationner, regarder dans la ville comment se font naturellement les écoulements, les rétentions, les regroupements.

Quand nous devons traverser à pied une vaste place, un carrefour, quels énervements, quelles contraintes, quels agacements devant les passages obligés, les attentes, les feux, les interdits. Quelles colères, quelles injures, hors de proportions, devant ces empêchements ! Ne serait-ce pas le chasseur primitif, l'homme de la horde, l'homme de la forêt, qui s'encolère, car il sent que la piste est ailleurs, et qu'on l'empêche, et il ne comprend pas cette colère qu'il sent ; car il est important, il est vital, de ne pas perdre la piste, sinon on est en danger, en danger de mort si on est perdu, si on a perdu ses repères.

Ne suivons-nous pas des pistes, invisibles, dont nous avons perdu jusqu'au souvenir, mais que notre corps, que notre âme, connaissent ?

Et moi, je ne suis pas seulement quelqu'un chez qui on va, je suis un lieu, qui permet aux choses d'advenir, aux comportements de s'exprimer, aux fardeaux de se poser.

Quand les gens entrent, et qu'ils s'asseyent, ils se posent, et ils lâchent prise, et les choses tombent autour d'eux : le sac à main se renverse, le carnet de santé tombe, le papier pense-bête s'envole sous le bureau, le « doudou », le jouet, dégringolent, l'enfant lâche sa sucette, le manteau, l'écharpe tombent du bras, le biberon se renverse.

Et on peut commencer à parler...

Si je change des éléments du cabinet, la décoration, la disposition des meubles, les jouets, on le remarque et on m'en parle, alors que, quelle importance ? puisqu'il est question de maladie, et de santé ; mais ce n'est pas moi seulement qu'on vient voir.

A cause de l'éclairage électrique, on ne voit pas bien, dans mon bureau, le passage des heures, s'il fait grand jour, ou si c'est le soir ; d'ailleurs, ça n'a pas d'importance. Les gens s'agacent parfois d'attendre un peu dans la salle d'attente, mais, entrés dans mon bureau, il n'y a plus de temps ; simplement le temps d'Avant – *« il vient de manger »* ou *« de se réveiller »* - ou le temps d'Après : *« Il va bientôt avoir faim. C'est pour ça qu'il pleure ! ».* Mais le temps qu'on me prend, ou le temps qu'il me reste, ça n'a pas d'importance. Les années passent, on ne les voit pas passer. Je suis toujours là, immuable, au milieu de mon bureau inchangé. Les enfants grandissent, mais en cas de besoin, on peut retrouver la piste pour m'y rejoindre.

Lieu où l'on parle, lieu où l'on pleure, lieu où l'on dit des secrets qui ne sortiront pas de là, lieu où les enfants crient et cassent, jouent, rient, vomissent ou défèquent, d'où l'on sort avec quelques gris-gris, pour continuer.

Je ne suis pas Quelqu'un, je suis plutôt un lieu ; et je ne sais pas ce qui est thérapeutique, du lieu : *« Docteur, c'est bizarre, mais depuis qu'on est arrivés dans la salle d'attente, il va beaucoup mieux* ! », de la parole, du temps arrêté, du secret promis et partagé, du médicament prescrit, ou des larmes acceptées.

Mon cabinet est dans un marécage...

Beaucoup de monde à voir et à écouter, beaucoup de bruits, les enfants qui pleurent, crient ou jouent bruyamment, la sonnerie du téléphone, harcelante, beaucoup de problèmes à régler, beaucoup de choses à écrire, beaucoup de choses à savoir, de médicaments à connaître, à associer ou à ne pas associer, beaucoup de choses dont il faut se rappeler, beaucoup de choses à décider, beaucoup de choses à dire, beaucoup de choses à entendre et à regarder…

Dans mon marécage quaternaire, je patauge ; et comme dans l'histoire de l'éléphant et de la souris (l'éléphant, c'est mon travail, sympathique, mais bruyant, et lourd ; la souris, c'est moi), l'éléphant dit à la souris :

« T'es p'tite toi... T'es vraiment p'tite... T'as pas beaucoup de force, toi ! Vraiment, t'es p'tite... »

« Peut-être, dit la souris, mais moi, j'ai été malade... »

J'ai été malade, vous savez ; une maladie grave ; mais c'est fini maintenant.

Maintenant, je sens autrement le soleil, la chaleur des couleurs brillantes, je vois scintiller des choses entre les cailloux des chemins ordinaires, je les ramasse, et je les regarde, et la vie me paraît très désirable.

Malgré les crispations, la fatigue, les criailleries des enfants qui ne veulent pas être examinés, les exigences de la SECU (sobriquet amical pour la grosse dame autiste qui s'occupe de notre santé, qui décide qui sera soigné ou pas, quels sont les bons médicaments, qui met notre vie dans des cartes à puce, qui décrète quelles sommes les médecins, coupables d'avoir trop soigné, devront lui donner pour boucher son célèbre trou), malgré les problèmes d'or et d'argent, et le cliquetis vulgaire des doublons sur mon bureau, malgré tout, pourquoi ne pas dire la jubilation profonde de faire ce métier de pédiatre, qui me permet d'approcher ma main, de plus en plus près, de l'âme de mes contemporains.

Alors, faut-il que, comme les brontosaures, les pédiatres disparaissent de la Ville ?

Il me semble qu'alors, dans la Ville, les choses seraient encore plus dures…

Car voici ce qui se passe dans le cabinet du pédiatre.

Chapitre I

L'Antre de la sorcière

Dans ma hutte magique

Nicolas

Alors dans mon antre, dans ma hutte magique de sorcière, que se passe-t-il ?

C'est Nicolas qui m'a fait prendre conscience des forces occultes qui nous agissent et que d'autres appellent l'inconscient.

Un ami me dit :

– Il paraît que tu suis les enfants M. ? Ce sont des amis à moi, et tu sais, ils ont usé pas mal de pédiatres…

Je m'attendais donc au pire…

Pourtant, je les avais rencontrés et je les trouvais gentils…

Nicolas et sa sœur sont jumeaux. Nicolas est né très petit ; plus petit que sa sœur, il pesait seulement 1 900 grammes à la naissance ; alors il a dû vivre un temps une vie de prématuré, dans une couveuse, nourri par gavages avec une sonde, car il ne pouvait pas téter, et il garde de ce temps-là des difficultés alimentaires, qui vont durer toute sa petite enfance, et il reste beaucoup plus petit et frêle que sa sœur jumelle.

Maintenant ils ont six ans et Nicolas vient car il a de la fièvre, il est malade. Mais surtout, il est très tendu, il a des tics des paupières, qui clignent sans arrêt ; il a du mal à s'endormir ; anxieux de se laisser aller au sommeil, « il a des angoisses de mort » dit sa mère. On me raconte qu'il manque de confiance en lui, et qu'il aime les idées de violence, les armes, les couteaux, il aime faire mal... Diable !

On parle de cela, et je pose des questions, j'écoute, et dans un premier temps, je ne sais qu'en faire....

Puis d'autres consultations auront lieu pour d'autres motifs, et malgré l'écoute, le temps qui passe et les traitements, les tics ne vont pas disparaître complètement.

Un an plus tard, il vient me voir car il revient de colonie de vacances et « ça ne s'est pas bien passé du tout ». Il ne se sent pas bien, il se sent en colère, ses yeux clignotent sans arrêt, les tics du visage sont pires que jamais. Et devant ses parents qui l'ont accompagné tous les deux, il me raconte qu'il a rêvé du Diable... Décidément, le Diable, je l'avais déjà évoqué au sujet de Nicolas !

Papiers et feutres à sa disposition sur mon bureau, il raconte son rêve, tout en dessinant :

– Simon (*c'est l'instituteur*) venait le chercher pour le faire cuire dans la marmite du Diable, pour que le bébé du Diable soit réussi...

Et il dessine en effet, avec rage, un gros chaudron rouge avec une petite chose toute noire recroquevillée dans le chaudron, qui est lui. Ses parents sont dessinés bien présents, et sa sœur jumelle, toute grande et colorée, occupe beaucoup de place.

Très intrigués par cette histoire, nous nous regardons, les parents et moi, sans comprendre ; et soudain la mère se trouble, les larmes lui montent aux yeux, elle n'arrive pas à parler. Moi aussi, je suis émue par la détresse de ce petit garçon dont les yeux clignotent de tics, clignotent à la manière des « warning » des voitures pour signaler un danger, ou des feux bleus giratoires intermittents des camions de police, ou des pompiers.

La marmite est pleine de feu, crayons rouges et crayons jaunes, elle est toute entourée de flammes…

Les parents se regardent, je sens qu'il se passe quelque chose d'important, et la mère me fait signe qu'ils ont à me parler en dehors de la présence de l'enfant.

Je le fais donc sortir, et elle éclate en larmes, devant son mari très troublé ; elle vient de comprendre une chose bouleversante, qu'elle avait oubliée : pendant la grossesse, son unique grossesse, les fœtus n'étaient pas deux, mais trois.

– Ça, j'assume pas, dit-elle dans ses larmes.

Le 3e œuf, plus petit, a disparu au cours de la grossesse, s'est résorbé, probablement très précocement ; « mais on n'en a jamais parlé, au grand jamais, aux enfants, et d'ailleurs je l'avais presque oublié ! Il ne peut pas le savoir ! »

On s'est regardés tous les trois, les parents et moi, et nous avons compris, en même temps, ensemble, les parents et moi, que cet enfant SAVAIT, au plus profond de lui-même « qu'il fallait qu'un enfant disparaisse pour que le bébé du Diable soit bien » et cela avait eu lieu « dans le chaudron du Diable ».

La mère a compris que la marmite du Diable, c'était elle, et qu'un enfant a été sacrifié pour que les autres soient « bien »...

Cela se passait avant le temps des réductions embryonnaires sur les grossesses multiples, et cela avait vraiment eu lieu (l'échographie pouvait en témoigner), la disparition de quelqu'un, juste à côté de Nicolas, dans la marmite du Diable, sa mère.

Il était si petit à la naissance (moins de 2 kg) qu'il s'en fallait de peu pour que lui aussi disparaisse, pour que le bébé du Diable – sa sœur – soit « bien ». Croyance magique… Quelque part, dans sa tête de six ans, les douloureuses expériences de maternage de la vie d'un petit prématuré, du nourrissage avec une sonde, s'ajoutaient pour lui donner l'impression d'être un rescapé, un enfant menacé dans son existence même.

Comment cet enfant a-t-il pu avoir une prescience de son histoire, et de quelle façon magistrale il a réussi à l'exprimer !

Dans le langage courant, on dit « comprendre en un clin d'œil » ; Nicolas avait ce tic de clignements, répétés jusqu'à ce que quelqu'un comprenne, devine....

Quel choc pour la mère d'être assimilée à une « marmite du Diable », mère et sorcière tout ensemble, bénéfique et maléfique à la fois !

Depuis tous temps, les femmes ont inquiété, avec leur puissance de procréer, leur « chaudron du Diable », leur utérus, d'où il sort des merveilles ou des malédictions, des philtres d'amour ou des poisons mortels, des enfants ou des crapauds.

De toutes les façons, ce qui va sortir de leur marmite va peser pour toujours sur celui à qui le sort est jeté, des enfants malformés, monstres, ou morts, ou des enfants vivants, « biens ». La vie de l'ensorcelé en est pour toujours marquée. Cet ensorcelé, c'est le père...

Les sorcières, souvent représentées très vieilles, sont porteuses de mort, comme chaque mère qui, en donnant vie à son enfant, le condamne à devoir mourir aussi.

Femmes incontrôlables, avec une puissance magique, maléfique, qu'on ne peut pas endiguer, elles font très peur, elles fascinent, elles sont une menace par leurs pouvoirs issus des forces des Ténèbres... Les sorcières, on les brûle, comme Jeanne d'Arc, les sorcières de Salem et tant d'autres ! Mais il n'est pas sûr qu'elles soient complètement détruites : elle peuvent peut-être renaître de leurs cendres, car elles ne sont pas absentes de nos jours.

Lors des luttes féministes pour la libération de l'avortement dans les années 70, les femmes ont été traitées de sorcières, ce qu'elles ont revendiqué par la suite. Je citerai le poème qu'Anne Sylvestre chante à cette époque :

« S'il vous plaît,
Soyez comme le duvet
S'il vous plaît,
Faites-vous léger
Moi je ne peux plus bouger.
Je vous ai porté vivant
Je vous ai porté enfant
Dieu comme vous étiez lourd
Pesant votre poids d'amour !
Je vous ai porté encore
A l'heure de votre mort…
…/…
Et c'est ma mère,
Ou la vôtre,
Une sorcière, comme les autres. »

Plus récemment, dans les films de nos contemporains américains, si pragmatiques, il y a beaucoup d'histoires magiques de transformation en monstres, d'embrasements subits, d'explosions du visage ou du corps, phénomènes qui sont, de toute évidence, à mettre au compte du Malin.

Les flammes de notre inconscient nous brûlent, sans nous consumer, et parfois nous éclairent : alors Nicolas, face à ce terrifiant pouvoir de la mère qui peut faire naître ou faire disparaître des enfants, le petit Nicolas se sent bien petit, et il a envie d'avoir des armes, d'être fort, et il a peur de mourir quand il s'endort…

Et la mère des jumeaux ? Cette pauvre mère qui faisait bravement son travail de maman, qui avait presque oublié (merci, Dieu !) la présence dans son ventre, puis la disparition d'un troisième enfant, comment l'aider à accepter d'être parfois considérée, jusque dans les rêves, comme l'alliée et le réceptacle du Malin (cf. le film de Polanski « Rosemary's baby ») ?

Et le père, stupéfait et inquiet devant la révélation de ce « chaudron de sorcière » dans sa maison, bouillonnant d'émotions contradictoires et d'agressivité ?

Nicolas a grandi : c'est un jeune homme maintenant. Il est resté de petite taille, mais comme son père biologique. Sa sœur et lui se sont épanouis, chacun bien différent, auprès de parents attentifs et de bonne volonté. La bonne volonté : volonté d'être bon ? C'est un vieux débat : Dieu contre le Diable, car il faut de la bonne volonté, et de l'humilité pour comprendre les signaux des enfants, et accepter de changer notre comportement envers eux.

Je ne sais plus comment nous avions restitué à Nicolas son histoire, cette histoire de chaudron du Diable : je crois qu'on lui a dit que le Diable n'existait pas… (alors que... entre nous….).

Qui aurait eu le temps et l'attention nécessaire pour suivre cette histoire de feu et de disparition d'enfant, si ce n'est le pédiatre ?

Avoir débrouillé cela avec eux trois a permis l'avènement d'un autre mode de relation entre eux, et peut-être l'ouverture du secret ? Mais je ne le sais pas, et ceci est leur histoire, il ne m'appartient pas de le savoir.

Pendant toutes ces années où les enfants grandissaient et où je les voyais régulièrement, nous n'en avons plus jamais reparlé.

Charlotte

Parler, en parler, en reparler, écouter les mots, les maux... deviner....

Deviner, c'est le travail du devin, de la sorcière, de la diseuse de bonne aventure, qui prend votre main gauche, la regarde, et moyennant quelque argent, dit que les choses vont s'arranger, que l'avenir va être meilleur, qu'elle voit « un beau jeune homme brun... » etc...

Moi aussi, mes pouvoirs m'accompagnent hors de ma hutte, et voici l'histoire de Charlotte :

Charlotte, inconsciente, est écroulée sur le parquet de sa chambre.

Dans la pièce d'à côté, dans un désordre indescriptible qui disait la détresse, collée derrière la porte, sa mère est là tremblante, en larmes ...

J'ai été appelée de toute urgence car Charlotte a eu un malaise, et comme elle habite à quelques maisons de mon cabinet, je suis venue à pied, en courant, avec ma trousse d'urgence.

Des malaises, elle n'arrête pas d'en avoir, une, ou plusieurs fois par semaine, depuis qu'elle a un pacemaker, ce pacemaker qui est déjà tombé en panne une fois...

Un pacemaker à quatorze ans ?

Charlotte avait, de naissance, une malformation cardiaque : une artère trop étroite.

On l'a opérée, et ça n'a pas réussi : l'artère est maintenant trop large. L'opération à cœur ouvert s'est compliquée d'une péricardite : elle a failli en mourir. On l'a traitée avec de fortes doses de médicaments anti-inflammatoires, qui ont guéri la péricardite, mais qui ont abîmé une hanche. Elle a dû, à cause de la nécrose de la tête du fémur, cesser de s'appuyer sur cette jambe, cesser de marcher – à quatorze ans ! Et elle a passé un an dans un fauteuil roulant, le temps que cela se répare.

Elle va de complication en complication, et pour son cœur qui marche mal, on a dû lui mettre un pacemaker.

Après plusieurs années passées dans un internat, spécialisé pour soigner son problème cardiaque, et où elle était scolarisée, elle est, depuis peu, de retour chez elle.

Depuis longtemps, la vie de la famille a été rythmée par la santé de Charlotte, par des consultations en cardiologie, en orthopédie, des radios, des examens, la scolarité par correspondance, l'organisation de la maison pour que Charlotte puisse s'y déplacer. Il a fallu acheter un ascenseur spécial, faire des plans inclinés pour changer de pièce ou descendre dans le jardin, dans le potager duquel le père se réfugie, et d'où il ne sort guère.

Charlotte est donc revenue à la maison : elle n'a plus autour d'elle les cardiologues, les kinésithérapeutes qui la connaissent, et elle est livrée à notre incompétence.

Un jour c'est la panique : le pacemaker tombe en panne inopinément : malaise, perte de connaissance... On l'hospitalise de toute urgence. Depuis, on ne vit plus vraiment.

La maison, autrefois agréable, dans un jardin envahi de mauvaises herbes, est à l'abandon, les volets restent clos, du linge traîne partout, sur tous les meubles. Le jeune frère grandit comme il peut, les parents sont ravagés, vieillis prématurément.

L'angoisse générale est palpable.

Et Charlotte fait des malaises : une fois, deux fois, plusieurs fois, je me suis précipitée à son chevet, lâchant tout, plantant là mes patients, redoutant les fantaisies du pacemaker, contre lesquelles je n'ai aucune arme.

Mais, à chaque fois, le cœur bat bien régulièrement, la tension artérielle est normale et elle sort de son malaise plus ou moins spontanément.

Quand elle va bien, c'est une jeune fille extrêmement agressive, critique, fermée, « râleuse », qui n'a de cesse de refuser tout ce qu'on lui propose, l'air buté, les cheveux sur la figure, la voix amère. Ses yeux noirs, très enfoncés, me mettent absolument en question, à chaque phrase, à chaque instant. Elle agresse aussi beaucoup sa mère. Longtemps, elle a refusé de se déshabiller pour l'examen clinique...

Car, son pauvre corps ! Elle est toute maigre, le thorax lardé d'énormes cicatrices ; le pacemaker sous la peau fait une grosse bosse, qui gêne, qui fait mal, qui s'infecte... sa hanche la gêne, aussi, et quand elle vient, je la vois traverser très lentement le jardin qui précède mon cabinet, essoufflée, boitant, au bras de sa mère.

C'est une pitié...

Cette fois-ci, chez elle, par terre, dans sa chambre, elle ne sort pas de son malaise ; je l'examine, perdue d'angoisse, avec mon pauvre stéthoscope, et mes mains si incompétentes pour de si gros problèmes : à quoi est-ce que je sers ? Elle ne va pas mourir, là ? Oh, non... mon Dieu...

La tête me tourne, je suis seule pour faire face... Ma vue se brouille, je sens la panique me gagner, la mère est en larmes...

Soudain, j'ai l'intuition que cette enfant est en train de mourir d'angoisse, et qu'il y a quelque chose de pithiatique dans cette situation. Risquant le tout pour le tout, je fais sortir la mère :

– Laissez-moi seule avec elle...

Charlotte, par terre, respire, et son cœur bat normalement, mais elle est inconsciente et ne répond pas.

Très vite, dans ma tête, défilent toutes les hypothèses médicales possibles.

Qu'est-ce qui se passe donc ?

Alors, tout est allé très vite : j'ai pensé : *« Je n'ai rien à perdre, je plonge, je « vais au charbon » »,* et debout devant ce corps par terre, je m'adresse à elle.

– Charlotte, je pense que tu m'entends... je pense que tu as très peur de mourir...Nous mourrons tous, alors toi, c'est pareil, ce n'est pas pire : tu n'as pas plus de chance de mourir que moi, qui peux me faire écraser dans la rue en sortant de chez toi. Tu as vécu tant de choses douloureuses que tu es angoissée, tu meurs de peur. Mais maintenant, tu vas bien, et tu vas vivre. Ce n'est pas la peine de s'inquiéter, le pire est derrière ; vivons maintenant, tout de suite !

– Arrête-toi, arrête !

En même temps, le cœur affolé, je me disais : « *Tu es cinglée, elle est en train de crever, et tu es là, à lui faire des discours surréalistes ; tu es d'une incompétence criminelle, ou au mieux, d'un ridicule absolu, irrémédiable. Charlatan ! Tu fais n'importe quoi ! Tu es irresponsable ! Appelle le SAMU... tout de suite !* »

Mais une petite lueur vacillante me disait : « *Mais non, elle entend, attends encore une minute...* »

Je lui ai pris la main, je me suis assise par terre à côté d'elle, et j'ai continué à lui parler.

Après un temps, un certain temps, un temps interminable, elle a ouvert les yeux et elle a repris progressivement conscience.

C'est parce que nous avions tissé au fil du temps des relations intenses, parce que je n'avais plus peur d'elle – car au début elle me terrifiait par la lourdeur de son dossier, et son agressivité sans faille – que j'ai pu, ce jour-là, oser cette folie : parler, seule à seule, en guise de thérapeutique, à quelqu'un qui semblait sur le point de mourir sans que j'y comprenne quoi que ce soit, parler, dans le but de faire cesser ce comportement hystérique (ainsi en avais-je jugé) et mortifère.

Quel culot, quelle outrecuidance ! Elle savait, beaucoup mieux que moi, ce que c'était que l'approche de la mort !

Qui suis-je, moi, pour porter ce genre de diagnostic ?

Mais je ne m'étais pas trompée ; à partir de ce jour, elle n'a plus *jamais* fait de malaises.

Elle s'est mise à se maquiller, à être coquette, elle a plu à un jeune homme « bien comme il faut ». Elle s'est mariée, en belle robe blanche. J'ai eu des photos. Et le samedi matin, parfois, je la trouvais dans ma salle d'attente, avec son joli petit mari et son petit chien.

Comme je l'aimais d'être vivante !

De temps en temps, en pédiatrie, on touche du doigt l'âme de l'autre. Et c'est un bonheur ineffable, très secret, mais qui illumine pour toujours ce travail.

La demande qui m'était faite n'était pas une demande de médecine – la médecine savante était dans d'autres lieux – mais une demande d'aide humaine, à moi adressée, sans que je puisse, vu l'urgence, me dérober, sous prétexte d'incompétence.

Qu'est-ce que j'ai fait pour Charlotte ?

J'ai pris sa main, j'ai deviné, j'ai regardé, j'ai écouté, un beau jeune homme brun est passé...

Comme dans les contes de fées, rien n'est logique, tout est « magique »...

S'informatiser, disent-ils...

Nous étions, elle et moi, bien au-delà...

L'informatique, ah là là !

Ma hutte n'est pas encore informatisée.

Nous les médecins avons l'obligation, pour l'instant pas tout à fait irrémédiable, de nous informatiser : c'est-à-dire de taper sur un clavier des renseignements sur le patient qui est en face de nous, taper ce qu'on constate, ce qu'on conclue, et ce qu'on prescrit à ce patient ; ici par exemple, je tapoterais :

> « Charlotte, 14 ans, Pacemaker
> Mille et un maux
> En train de décéder
> Causes : inconnues
> Examens complémentaires pratiqués : aucun
> Traitement effectué :
> s'asseoir par terre
> prendre la main
> raconter des fariboles
> Evolution : satisfaisante

N° de Sécurité Sociale : XYZ
Consultation : payée par chèque : X francs

Pauvres sorcières !!

Vous pouvez remiser vos balais, vos incantations, et vos crapauds.

On cherche à mettre en boîte, à formater, à standardiser tout ce que nous avons de plus créatif, de plus intuitif, de plus empathique, à stériliser cette « médecine de papa » pas assez rationnelle, au nom de la Communication de l'Information, et de la rentabilité ; mais, malheureux, nous sommes peut-être en train d'y perdre notre âme !

La médecine est un Art, et l'art ne se laisse pas faire, il bouge encore, et les médecines parallèles fleurissent toujours, les sectes continuent à se multiplier, les intégrismes à se renforcer, en réponse à notre besoin de magique, notre besoin de croire.

En interposant un clavier entre le patient et le médecin, on croit se protéger du malaise provoqué par le flou, l'approximatif, le discutable des renseignements que nous donnent nos sens, nos yeux, nos mains, nos oreilles, organes de communications avec notre patient.

Il faut du précis, de l'indiscutable, du mesurable, du quantifiable ; outils merveilleux, ces ordinateurs qui nous entourent pour mettre de l'ordre, me semblent un obstacle dans la relation médecin – malade, dans bien des modes d'exercice de la médecine ; cependant que de magnifiques et somptueux hôpitaux, très coûteux, mais très rationnels, s'installent, abandonnant aux promoteurs de plus petites structures, plus vétustes, mais réparties dans les quartiers où vivent les gens, qui n'auront, pour êtres soignés, qu'à « prendre leur mal en patience ».

Mais qui veut bien « prendre son mal en patience » ?

Personne ne veut, légitimement, souffrir son mal, alors c'est vrai, que l'on peut imaginer une médecine par ordinateur, où le médecin serait virtuel, et une banque de données consultée par le malade pourrait suffire à celui-ci pour faire son propre diagnostic, et décider de son traitement ; on peut acheter ses médicaments à l'autre bout du monde, déjà, par ce système, nous y sommes... De nombreux sites de médecine s'installent... A nous d'apprendre à gérer le glissement de la relation...

Avant que les ordinateurs ne soient sur chaque bureau, avant l'ère des cyber-pédiatres, voici l'histoire de Bertrand, où je ne verrai pas mon patient, et où je serai, déjà, sans l'aide de l'électronique , pédiatre virtuel.

Histoire de Bertrand

Quand je me suis installée pour la première fois sur les bords de la Seine, c'était il y a longtemps.

J'ai eu à suivre un petit garçon, Bertrand, que j'ai vu pendant quelques temps.

Puis, je ne l'ai plus vu, et je l'ai oublié.

Et c'est là que je suis devenue pédiatre virtuelle.

En novembre 88, à Paris, je reçois un compte rendu de l'Institut Gustave Roussy : ce petit garçon qui fut mon patient, est hospitalisé pour une tumeur maligne dans le médiastin, qui s'accompagne déjà de métastases...

Pronostic terrible... je suis atterrée... et je cherche désespérément dans ma tête les traces de cet enfant, dont je ne me souviens plus ; je ne vois plus son visage, ni celui de ses parents, je ne sais plus où ils habitent, je ne sais plus ce que nous avons vécu ensemble pendant les consultations... Je cherche vainement... toutes les pistes sont perdues, tous les points d'accroche, les supports de mémoire sont effacés ; quelquefois, l'allure du dossier, ou un petit détail anecdotique permettent que revienne le souvenir, en un éclair... Rien...

Je ne retrouve rien, et cela le condamne encore plus, à la mort, à l'oubli définitif. Ce temps qui a passé, et qui a tout effacé, me tire moi aussi, vers l'effacement, vers la mort, l'oubli.

Est-ce qu'il faut que nous portions en nous, pour toujours, ces enfants que nous avons eu à suivre ? Je me sens coupable, très coupable de l'avoir oublié, alors qu'il a besoin de moi.

Besoin de moi ?

Pourquoi est-ce qu'on m'écrit, à moi ?

Pourquoi est-ce qu'on me donne des nouvelles de cet enfant, que je ne vois plus depuis longtemps ?

C'est donc que les parents me considèrent encore comme ayant un rôle à jouer dans l'histoire de leur vie, me considèrent comme le médecin traitant de leur enfant, dont je ne parviens pas à me remémorer ni le visage ni la voix…

Ce courrier de l'Institut Gustave Roussy m'a beaucoup cherchée : il y a longtemps que j'ai changé de cabinet, de ville, que j'ai quitté la région…

Alors, je recherche moi aussi cette famille, et je la retrouve ; je n'avais ni son adresse, ni son numéro de téléphone : ils avaient déménagé, eux aussi.

Nous nous étions vraiment perdus…

Et, tout en me demandant si cela avait un sens, rassemblant mon courage, je téléphone chez eux. Le père me dit qu'il avait tenu à ce que je sois au courant, puisque j'avais suivi leur fils, et que j'étais son pédiatre.

Donc on reste « son pédiatre » très longtemps, toujours ?.

Bien sûr, mais je sentais qu'il se raccrochait à tout ce qui signifiait la santé d'avant, et qu'il était, ce père, comme un papillon de nuit affolé par la lumière, qui se cogne en tous sens.

Puis j'ai écrit un mot à l'enfant hospitalisé, qui devait, lui aussi, m'avoir oublié, et qui est tombé dans le silence.

Et ça va être la descente aux enfers, le cortège des hospitalisations, des bilans, des traitements, des chimiothérapies, et toute la cohorte des souffrances provoquées par ces traitements. Au fil de ce lent chemin de croix, je vais être tenue au courant par les comptes rendus réguliers de l'Institut Gustave Roussy ; mille misères s'y déployaient : des problèmes de poids, pas assez, puis trop ; surinvestissement scolaire, puis situation d'échec complet ; des périodes de grave dépression… lui aussi, petit papillon au désespoir…

Sur le plan clinique, progressivement, il allait mieux, il s'en sortait ; on appliquait les protocoles de traitement ; mais on sait qu'en ce domaine, seul le temps qui passe peut signifier vraiment l'amélioration. Et le temps s'est mis à passer de façon heureuse.

Les courriers que je recevais, qui commençaient par : « *L'enfant X. Bertrand*... », étaient maintenant libellés : « *Le jeune X. Bertrand.* », puis, plus récemment : « *Monsieur X. Bertrand* » ; l'enfant devenait un jeune homme, puis un « *Monsieur* », patient adulte. Et la lettre raconte, enjouée :

> « Monsieur X... Bertrand, a fini ses études, a monté une boîte, il fait beaucoup de sport, va faire une course à la voile avec un groupe d'étudiants. Aucun problème de santé depuis deux ans. Sera revu dans trois ans ».

Dans trois ans !

On peut le considérer comme guéri, alors, GUERI !

Enfin, le courrier suivant, onze ans après le début de sa maladie, commence par :

« *Monsieur X... Bertrand-René...* ». Tiens, Bertrand-René, pourquoi ? Est-ce le « *Monsieur* » qui le gonfle d'importance ? C'est curieux, le jeune homme a soudain fait état d'un deuxième prénom dont il n'avait jamais été question auparavant, pas n'importe quand, précisément quand on peut le considérer comme GUERI !

« *Je vous informe tous que, moi, Bertrand, je suis aussi Re-né !* »

Une renaissance, comme un cri qui se clame à tout vent :

« *Je suis Bertrand – René ! Je suis revenu, je suis de nouveau parmi les hommes !* »

Le chapelet de comptes rendus qui nous relient laissent suinter, sous la langue de bois médicale, le cheminement de la douleur et de l'angoisse, mais ce réseau, mailles élastiques, nous tient ensemble : moi, le pédiatre virtuel, qui n'est pas intervenue dans cette affaire, ou si peu, et René, le patient dont je ne me rappelle ni le visage, ni la voix d'enfant, mais qui clame à tous, par l'intermédiaire des comptes rendus hospitaliers, dispersés comme des graines au vent sur les différents protagonistes :

« Je suis Re-né ! »

« Je suis vivant de nouveau ! »

Peut être n'aimait il pas son 2e ou 3e prénom, où n'en voyait-il pas l'utilité ;

Seuls, les papiers de l'état civil en avaient connaissance et le gardaient en silence.

Quand nous avons plusieurs prénoms, souvent les 2e et 3e prénoms qu'on nous donne sont ceux de nos grands parents, parfois défunts. On nous insère ainsi dans la chaîne de la filiation.

Et soudain, ce grand-père René, mort peut-être, qui vivait une 2e fois en Bertrand qui portait ce prénom, négligé, arrive à la lumière ; et Bertrand nous le dit : je suis né une 2e fois, je reviens à la vie, je suis re-né.

Il avait ça dans sa besace, et ne le savait pas ; et ça lui est venu en aide quand il en a eu besoin.

Nous, les spectateurs du cancer, comme ceux qui suivent un corbillard, rangés de chaque côté du chemin, présents mais silencieux d'impuissance devant la gravité de la menace, humains solidaires, mais sans voix, nous avons regardé passer, et gagner, celui qui s'appelle lui-même Re-né.

Ensuite, je n'ai rien fait, je n'ai rien dit, je n'ai pas écrit ou téléphoné, je n'ai plus eu d'autres nouvelles. Mais quelque part, dans le monde, il est vivant, et j'étais, je suis, son pédiatre.

Son premier prénom, Bertrand, est celui de mon père.

Alors on peut naître une deuxième fois, on peut échapper au péril, on peut se soigner, on peut se guérir ?

Alors, que fais-tu, Marthe, assise par terre sur le tapis du salon de la nourrice, au milieu des fioles de collyre que tu as bues, du flacon de sirop à moitié vide, que tu as bu aussi, des emballages de médicaments dépiautés, des plaquettes de comprimés mâchonnées, grignotées ?

Que fais-tu, petite fille de deux ans, à affoler tout le monde, la nourrice, le centre anti-poisons, le pédiatre, la maman ?

Tu fais des bêtises : on appelle ça « faire des bêtises », mais ce n'est pas « bête » du tout :

Depuis quelques temps, ta grand-mère, en sa lointaine province, est très malade, et tu vas souvent, en avion, faire des allers et retours avec ta mère, fille unique, pour aller la voir.

Et justement, en ce mois de mars, elle va très mal, elle est en train de mourir ; chez eux, le grand-père « devient fou » ; « il y a des médicaments qui traînent partout, absolument sur tous les meubles, c'est l'horreur » dit la mère.

Alors toi, Marthe, dans ta petite tête de 2 ans, tu as compris que, peut-être, en prenant des médicaments dans sa bouche, on ne va pas mourir ?

Comment peux-tu conjurer autrement l'angoisse que tu sens chez les adultes ? Tu provoques toi aussi, l'affolement, la panique autour de toi, car tu risques aussi de mourir, comme ta grand-mère ; tu prends des médicaments qui, peut-être, vont, comme pour ta grand-mère, empêcher la catastrophe. Tu n'as pas très bien compris que tu convoques la mort, et tu joues, à guérir, ou tu joues à mourir ?

De toute façon, la panique des adultes autour de toi, quand tu as ingéré tous ces médicaments, poisons –

remèdes, permet de déplacer l'angoisse de l'agonie de ta grand'mère, sur toi, petite vivante, qui va très bien.

Comment peut-on qualifier cela de « bêtises » ? .

Tu as compris à quoi servent les médicaments, et tu m'as fait comprendre que tu mettais en scène ta grand-mère malade.

Qui soigne qui ?

Je te soigne, tu me soignes, il/elle se soigne, nous nous soignons….

La jeune fille et le charlatan

Alors, jeune fille, à propos de soins, pourquoi est-ce que je pense, à cause de ton prénom, peut-être, qui ressemble au mot « charlatan », que tu m'utilises comme on utiliserait « un charlatan » ?

Qu'est ce qu'un charlatan ?

Le petit Larousse Illustré nous dit :

> « Charlatan, autrefois vendeur de drogues sur les places publiques ; celui qui exploite la crédulité publique, en vantant ses produits, sa science… »

Le rendez-vous de la jeune fille a été pris directement auprès de moi par sa mère, parce qu'elle vomit beaucoup :

Beaucoup ?

– Jusqu'à 14 fois par jour…

– !!! Depuis longtemps ?

– Plusieurs semaines…

– !!!

Alors, je la reçois très rapidement, à son retour d'internat, car elle est pensionnaire, loin de sa famille, en province.

On attend de moi que je la soigne par homéopathie ; sa mère est médecin et psychothérapeute ; son père était médecin ; elle a été elle-même suivie par plusieurs psychiatres.

La mère aussi à l'air d'avoir une longue fréquentation des psychiatres, et la fille, jolie jeune fille, me regarde avec défi, et une totale méfiance. Elle ne veut plus aller voir le psychiatre qu'elle connaît, car elle ne « l'aime pas ».

Elle voudrait « voir quelqu'un », suivant ses propres termes.

Suis-je « quelqu'un » ? Ma réputation d'homéopathe leur a paru être l'amorce d'une solution.

Vais-je être le « quelqu'un » à qui parler ?

Vais-je être le « quelqu'un » qu'elles cherchent ?

Alors essayons de cerner le mal ; où est la souffrance ?

Lorsque je l'examine, sa tension artérielle est élevée, ce qui trahit, sous son mutisme et son apparente décontraction, son émotion.

Mais quand enfin, elle se met à parler, en fait, dans sa vie, tout va mal : à l'école, elle s'ennuie ; son comportement, en famille et à l'internat, est critiqué ; sa santé n'est pas bonne ; elle a mal partout, au ventre, au sein, au genou....

Sa mère aussi va mal, et réchappe tout juste d'un accident de voiture ; sa sœur sort d'un séjour en hôpital psychiatrique, après plusieurs tentatives de suicide (métro, défenestration...) ; et son père allait si mal, qu'il s'est suicidé il y a quelques années.

Comment la jeune fille pourrait-elle aller bien ?

Surtout, surtout, elle semble se demander si elle est en bonne santé mentale. Est-ce moi, médecin, pédiatre, homéopathe, l'un ou l'autre, ou tout ça à la fois, qui vais pouvoir lui dire quelque chose de plus que les autres ?

Qui, dans le monde, peut nous assurer que nous ne sommes pas malades, ou fous ?

Pendant l'examen clinique, où je suis femme, mère et médecin, mes mains, tranquillement, ne vont pas s'en laisser conter, ni s'angoisser par ses symptômes, et vont dépister dans son corps, malgré elle, les signes de la bonne santé, alors qu'elle me montre à voir des symptômes inquiétants de maladie somatique, ou psychique. Le simple examen du pédiatre, femme et mère en l'occurrence, qui a entre ses mains, de façon habituelle et courante, les corps vulnérables des bébés, et les corps de jeunes filles adolescentes, paniquées par leurs transformations, et l'obligation d'assumer un corps d'adulte sexué, ce simple examen clinique va déjà rassurer.

Déjà va me rassurer, moi ; suffisamment confiante en mon examen clinique, et mon intuition, j'ai pu me dire :

« *Mais non, cette jeune fille n'a pas d'hypertension intra-crânienne qui la fait vomir, ni de tumeur cérébrale, ni d'occlusion, ni d'hépatite... etc..* »

Va la rassurer, elle ; car je me suis efforcée de lui faire savoir que je la trouvais en bonne santé physique, et qu'elle avait droit à la rébellion contre sa famille, sa vie et le sort, signe de bonne santé psychique.

Ce rôle qu'on m'assigne, humain par excellence, me situe, pédiatre, à ce carrefour, entre le physique et le psychique, entre le médecin et la super-maman, entre la santé, et la terreur de la folie.

Nous ne ferons aucun examen complémentaire ; et quand elle revient au rendez-vous, quelques jours après des vacances passées avec une amie, elle ne vomit plus.

Chapitre II

Nous les femmes, les soins ça nous connaît

Viêt-Nam

Sœurs de celle de Cro-magnon, bonnes sœurs soignantes, panseuses, infirmières, nous savons, depuis l'aube des temps, utiliser les potions magiques. Si de nos jours, elles sont fabriquées dans des usines sophistiquées, elles restent quand même potions magiques et nous soignent. Nous savons mettre des emplâtres, panser, faire les soins du corps, depuis l'enfance jusqu'aux derniers apprêts des cadavres ; nous savons faire les tâches humbles et obscures, de laver les excréments, les vomissements et les sanies, laver les linges, toucher, palper, et reconnaître les étoffes, qui nous enveloppent du lange au linceul, effacer les plis, faire de l'ordre dans le désordre, et recouvrir d'un pansement propre, serein, et candide les plaies et la douleur.

Peut-être parce que nous saignons, chaque mois, et nous savons bien qu'à chaque perte mensuelle de sang, nous ne perdons pas notre vie.

Nous savons nettoyer les traces des liquides perdus par le corps qui se vide, mais nous savons aussi remplir ce corps ; nous savons le lait du sein, et le poids de l'enfant dans le ventre : nos mains savent la douceur des farines, la souplesse des pâtes à tarte, le moelleux des crèmes et des sauces, la lutte au couteau avec les viandes mortes et cuites, saupoudrées dans le four des herbes magiques traditionnelles, sauge et fenouil, romarin et sarriette, elles savent le glissant des pêches épluchées, et la douceur absolue des mangues...

De tout temps, les femmes savent faire, avec toutes les productions de la nature, des tambouilles pour leurs petits.

Mais justement, cette petite-là ne veut pas manger à la cuillère ce que sa mère lui prépare ; pourtant, à son âge, un an, les enfants mangent déjà depuis longtemps des nourritures à la cuillère : des purées, des compotes, des laitages ; elle, non : des aliments en morceaux, des fruits, du fromage, du pain, des biberons, mais rien de ce qui est donné avec une cuillère.

C'est intriguant, je ne comprends pas ce refus, qui n'est pas en relation avec la personne qui lui donne à manger, car ni la nourrice, ni son père, n'y arrivent mieux que la mère.

Qu'est-ce que c'est que cette histoire de cuillère ?

Les bébés commencent à accepter des choses à la cuillère vers 4-5 mois, et à 1 an, ils savent très bien le faire, et souvent veulent une cuillère pour participer eux-mêmes à leur repas.

Dans cette famille compliquée, il y a beaucoup de deuils, d'abandons... le grand-père maternel est Vietnamien ; mal inséré en France, il a longtemps rejeté ses origines, puis a essayé un retour dans son pays, mais ce fut un échec. Là non plus, il ne se sentait pas chez lui, et revenu en France, il rejette violemment l'Asie et ses habitants, tout en restant, ici, désespérément étranger, un Vietnamien. Il a été abandonné par sa femme, il est fâché avec ses enfants...

Dans sa famille, tout le monde se demande ce qui ne va pas, ce que l'on a raté dans l'éducation de la petite, quelle est la personne responsable, qui s'occupe mal d'elle : tout le monde se le demande, sauf le grand-père, qui soudain, se souvient que les bébés vietnamiens ne sont pas nourris avec une cuillère, mais à la main, avant l'âge de se servir des baguettes. Ce que dit le grand-père est accueilli avec indifférence : qu'est ce qu'il connaît aux bébés, s'il vous plaît ?

Mais la petite, née prématurément, si petite, si fragile, répète son symptôme, jusqu'à ce qu'il prenne un sens pour quelqu'un, jusqu'à ce qu'il la rattache à ses origines, et réconcilie son grand-père avec les siennes, afin qu'il la reconnaisse, elle, de sa lignée. Il est le seul pour qui le signe ait autant de sens :

« *Cette petite, qui est ma petite fille, fait comme les bébés vietnamiens, sans rien en connaître...* »

Personne, sauf lui, ne pouvait trouver positif ce refus de la cuillère, et la petite ne pouvait pas trouver meilleure manière pour toucher au plus profond son grand-père, homme blessé, rejeté au Viêt-Nam, mal inséré en France.

Pendant qu'on parle, assise par terre dans mon bureau, elle joue, et elle a tout entendu du récit de sa mère, dont je remarque seulement alors, dans sa blondeur, les beaux yeux bridés.

Chez le pédiatre, médiateur, on a reconstitué son histoire personnelle, et familiale, complète, qu'elle entendait peut-être pour la première fois.

En conclusion, j'ai conseillé de l'encourager à manger toute seule, avec ses mains, et en famille, le repas des adultes, et non un repas spécial de bébé, donné un peu de force, à la cuillère, dans sa chaise haute, avant le repas des autres, par un adulte agacé ou pressé.

Nous le savons tous, il faudrait faire du repas, au lieu d'un affrontement, un moment de plaisir, de repos, partagés.

Mettre les mains dans son assiette, avec l'assentiment des adultes, manger avec les doigts, s'incorporer la nourriture, tout seul, quel plaisir !

Qui de nous, quand il est tout seul, loin des regards, « n'oublie » pas les règles de la civilisation, et ne mange pas avec les doigts, dans les plats, en empoignant fermement à pleines mains la cuisse de poulet, ou en léchant son assiette, ou son couteau ? Qui de nous, les grands, ne transgresse avec volupté les interdits des « bonnes manières » ?

C'est ce que font spontanément les petits qui apprennent, et on leur inculque les règles de la vie sociale. Mais quand ça coince, revenons en arrière... Si on veut des gens en bonne entente avec la nourriture, cordon ombilical qui ne cesse de nous relier quotidiennement à la vie, laissons-les toucher et goûter les textures, manipuler, malaxer, verser, vider, les deux mains dans l'assiette ; et ils seront ravis de réussir à s'incorporer tout seuls cette nourriture, si possible celle du plat familial ; en voyant les adultes, ils n'auront de cesse de faire comme eux, les mêmes gestes, et de réussir à manger, sans renverser, les nourritures les plus périlleuses, et les plus rebelles.

Avec l'aide et la bienveillance maternelle, ils vont apprendre à manger « proprement », et la nourriture deviendra leur affaire personnelle, au lieu d'un sujet de conflit : ces petits « sauvages » deviendront vite des convives (c'est-à-dire littéralement : avec qui on peut vivre, partager un repas).

Bien sûr, nourrir son enfant ne va pas de soi : c'est continuer, sans relâche, à lui donner la vie ; s'il refuse nos plats, serait-ce « qu'il nous refuse » ? « qu'il ne nous aime pas » ? et toutes sortes de conflits affectifs, avec la mère, en particulier, se nouent autour de la nourriture ; alors on mange trop, ou pas assez, ou pas des choses qu'il faut, on fait des « caprices », mais ce n'est ici mon propos, laissant ce chapitre fondamental aux psychanalystes.

Bref, ce petit qui patouille dans son assiette, qui en met partout, en s'énervant contre la purée trop liquide, ou le yaourt qui se rebelle, est simplement en train d'expérimenter, avec opiniâtreté, ce qui est notre quotidien à tous. Un peu d'aide affectueuse et patiente, et bientôt ce petit, triomphant, va refuser toute assistance pour manger, et saura choisir ce qui lui fait envie, et regarder en face son désir, sans être embarrassé dans ses propres choix par le chantage qu'il exerce sur les parents, ou réciproquement les parents sur lui.

On doit tout apprendre, et on ne réussit pas sans avoir raté d'abord, comme la peinture, le bricolage, le vélo, le ski, la conduite automobile, et l'amour.

Comme le disent les maximes populaires, souvent d'origine culinaire :

> « On ne fait pas d'omelette sans casser des œufs »
> « On ne peut pas avoir le beurre et l'argent du beurre »
> « Tant va la cruche à l'eau… », etc…

il y a quelque chose à perdre, et quelque chose à gagner : on lâche la dépendance de ses parents pour l'autonomie, et donc la solitude.

C'est pour ça que c'est si compliqué de laisser son petit manger avec ses doigts, les mains dans l'assiette.

Allez, donnons lui de la farine, de l'eau, faisons-le modeler et pétrir des pâtes à tarte, toucher, et goûter le beurre, fondre le chocolat, et lécher la cuillère en bois qui a mélangé les œufs et le sucre, battre, goûter les fascinants blancs d'œufs en neige… et s'en barbouiller les mains et la figure.

Du toucher

Nous, les femmes, le toucher, ça nous connaît. Je croyais justement en connaître assez long sur le toucher, lors de ma première rencontre avec l'haptonomie.

Nous étions en stage de quelques jours ; un psychanalyste, maintenant connu, et sa femme, des médecins, des sages-femmes étaient là, tous – comme moi – novices.

Un des premiers exercices, pour comprendre de quoi il s'agissait, consistait à s'allonger, couché sur le ventre, sur un lit d'examen, en sous-vêtements, et d'essayer de percevoir la main des stagiaires, qui successivement posaient leur main sur le dos de celui qui était allongé, quelques brèves minutes, et d'essayer de percevoir non seulement cette sensation du dos touché, mais plus que ça, la personnalité de celui qui touche le dos. Silencieusement.

Nous ne nous connaissions pas : il ne s'agissait pas de reconnaître la personne qui touche, mais de percevoir sa présence globale, par l'intermédiaire de cette main au contact de la peau.

C'est difficile d'être en tenue légère devant les autres, c'est difficile d'accepter le contact sur le dos vulnérable d'une main inconnue ; c'est incroyable comme ce simple exercice suscite d'émotions, de malaise, et d'angoisse : on rougit, on pâlit, on tremble, on transpire, et on perçoit avec acuité, ô surprise, à quel point les touchers sont différents ; en un simple contact de quelques courtes minutes, on perçoit que la personne qui touche est intimidée, tremblante, ou énergique, tranquille, ou déprimée, timide, ou autoritaire, ou captatrice, ou fuyante....On le sent avec une totale clarté, et celui qui est dénudé n'est pas celui qu'on pense.

Pour le psychanalyste, ce fut une épreuve insurmontable : alors que cet exercice se déroulait dans le silence et la concentration, il essaya de se protéger en parlant : on lui demanda de se taire, et de sentir ; après de nombreuses argumentations et d'autres tentatives, il se releva brusquement, se rhabilla, et continua à critiquer vivement le bien fondé de cet exercice.

Sa logorrhée trahissait son angoisse... et le soir même, il avait fait ses bagages, et quitté le stage, en laissant sa femme, psychologue, qui elle, se prêtait à cette expérience.

Cette simple petite expérience de la perception des autres par le toucher, guère différente de celle du patient qui s'allonge sur le divan d'examen du médecin pour y être examiné, l'avait absolument déstabilisé, jeté dans une grande angoisse qui avait fissuré son armure, et l'avait laissé exposé, totalement vulnérable, face à on ne sait quel danger.

Pour le médecin, que je suis, cette expérience a été déterminante : savoir ce qu'on fait quand on touche le corps étendu, étranger, d'un patient, savoir que ce patient nous perçoit immédiatement dans toute notre personne globale, accepter de baisser la garde, et se présenter clairement, sans masque, confiant, pour laisser passer une vraie communication, d'humain à humain, en touchant l'autre, c'est fondamental.

Les bébés, comme les animaux dits « supérieurs », moins carapaçonnés de défenses que nous les adultes, sont encore plus sensible à ce toucher, et on ne les trompe pas : un toucher prédateur ou autoritaire, ou au contraire, timoré et inquiet, ou distrait, va les faire hurler.

Les blouses blanches, les titres universitaires, les masques sont d'une totale inutilité, nous sommes percés à jour, de façon intuitive, immédiatement.

L'émotion circule entre le patient touché et le médecin qui touche : nous n'avons pas appris à gérer cette émotion, pendant les études de médecine. On nie absolument le rapport émotif, on apprend à s'en défendre, à s'endurcir, à endosser le personnage de celui qui sait, qui va apporter la solution du problème.

Quelle erreur ! Je l'ai constaté lorsque, en avril 198... lors d'un autre stage d'haptonomie, médecin pédiatre installé depuis une bonne dizaine d'années, je suis dans les

Pyrénées, avec un groupe de médecins, sages-femmes, psychologues, kinésithérapeutes.

C'est une très belle matinée ; nous sommes dans une grande pièce, très claire, ouvrant largement sur la campagne paisible.

Nous sommes deux par deux, face à face, à genoux, les yeux fermés, et il est question d'explorer par le toucher le visage de la personne qui est en face.

En face de moi, il y a un homme que je connais très peu, et *a priori*, je ne le trouve pas attirant, pas très « glamour »...

Très gênée de l'avoir comme partenaire d'exercice, je commence, bravement, malgré tout ; et soudain, sans le regard, en touchant ce visage, je sens monter une marée d'émotion incoercible : j'ai, sous mes doigts, la quintessence de l'humanité, un visage humain, qui se prête.

Difficile de décrire avec quel respect on touche alors, tout doucement, le plus facile, l'arête du nez, qui précède le visage ; puis les joues ; les yeux fermés, (oh, les yeux ! quelle vulnérabilité consentie !), les contours du visage, plus facile, pour se distraire de l'émotion ; le menton, qui permettrait de reconnaître la personne ; les oreilles, mais on s'écarte ; et enfin la bouche. Mais on sent que là, c'est totalement indiscret et très doux, et on n'insiste pas, sentant le danger de l'intrusion, pour lui et pour moi.

Cette reconnaissance dure, dure...un temps qui nous semble infini, et au moment où on commence à ne plus pouvoir le supporter, l'exercice prend fin.

Et on ouvre les yeux, et on se *voit* vraiment pour la première fois. On a senti, sans parler, en quelques secondes, par le toucher, toute la VRAIE personne, sous les masques et les blindages, si vulnérable, si fragile, si respectable.

Comment ne pas aller vers cette personne, sans réserves, qui, sans rien faire, à bien voulu se livrer autant ? Et les yeux pleins de larmes, nous tombons dans les bras l'un de l'autre.

Expérience de la prise de conscience aiguë, immédiate, de la présence totale de l'autre, qui est là, sous mes mains, expérience violente, qui marque définitivement.

Nos chats, nos chiens, compagnons familiers, le savent ; quand nous sommes énervés, en colère, ils nous évitent soigneusement. Quand nous sommes tristes, ils viennent se coller contre nos jambes, pour signifier leur amicale présence confiante.

Ils ne communiquent pas verbalement, mais ce mode de relation tactile, ils le connaissent naturellement.

Nous, au fil de nos expériences vécues, nous avons patiemment édifié nos défenses, et nous avons oublié le mode de la communication initiale, physique et affective, totale.

Nos bébés, tout neufs, vierges d'expériences douloureuses, sont dans ce mode de relation.

Tout ceci se joue aussi, bien sûr, dans l'examen clinique, et il vaut mieux le savoir.

Il y a pour le médecin une façon de se présenter physiquement, confiante, ouverte et sincère, toute sa personne en jeu, qui ne va pas mettre en difficulté l'autre, la personne qui est touchée ; et le médecin, sentant qu'il rencontre quelqu'un d'unique et de précieux, ne se sentira pas menacé non plus et n'aura pas besoin d'avoir recours à des masques ou des boucliers, comme un langage scientifique abscons, un grand et large bureau qui l'isole de son patient, ou un appareillage sophistiqué qui s'interpose entre eux.

Pour le patient qui doit subir des examens, bien sûr nécessaires parfois aussi, le contact de ces appareils au ronronnement sans sens, n'est pas rassurant : et pour lui, rien ne remplace quand-même l'examen clinique par le médecin ; même si les résultats des examens des appareils sont « bons », cela ne suffit pas : « *Docteur, vous ne m'examinez pas ? Docteur, j'ai besoin d'être touché, porté, accepté. Docteur, rassemblez-moi les morceaux...* »

Le bébé jeune, qui n'a pas encore les mots, sa sensibilité toute entière déployée, les yeux, le nez, les oreilles, la peau en éveil, perçoit immédiatement (littéralement : sans média, sans intermédiaire) le climat de la consultation, et des personnes qui sont autour de lui.

De la consultation et de ses autres lieux de vie, d'où certaines histoires « à la Dolto », qui montrent au pédiatre un peu attentif, avec une grande clarté, la perception et la connaissance que des enfants très jeunes peuvent avoir des secrets familiaux, qui ne sont « pas de leur âge ».

Sous peine de se condamner à ne rien comprendre, et à passer à côté de l'essentiel, il est une nécessité pour le pédiatre qui reçoit des enfants qui ne parlent pas encore, d'être attentif, lui aussi, avec ses cinq sens.

Une transpiration, une rougeur, un jeu très bruyant, dont le bruit s'arrête soudain, une tonalité des pleurs qui change, ou parfois une certaine odeur de caca...nous disent qu'il se passe quelque chose.

Le travail haptonomique nous a tant appris sur nous-mêmes et sur l'autre que, pour contacter notre prochain, nous nous éloignons définitivement des arts divinatoires et des pratiques magiques, de la scintillante et froide boule de cristal, de l'imposition des mains, des danses chamaniques et des gris-gris porte-bonheur ; le bonheur, modeste, d'un contact affectif authentique et respectueux, dans la consultation, laisse s'établir la confiance, et la parole venir, autour de l'enfant.

Et là, dans l'âpreté du monde d'aujourd'hui, on a été thérapeutique.

C'est ainsi que lorsque Béatrice arrive, il ne s'agit *a priori* pas de diagnostic ou de thérapeutique.

C'est le mois de juillet, il fait beau, elle a besoin pour partir en vacances d'un simple certificat.

C'est aussi cela, le travail médical ; on doit donner aux gens des papiers les autorisant à faire toutes sortes de choses : arrêts de travail, certificats de non-contagion, autorisation (pour le patron) de garder son enfant malade, certificats d'aptitude à nager, danser, jouer au tennis, et autres sports... Nous sommes des super-parents ! « autorisations de vivre ».

Venue seule, Béatrice, quatorze ans, veut un certificat de non-contagion pour partir en colonie de vacances.

Elle se déshabille, et au cours de l'examen, j'aperçois une aisselle maladroitement rasée quelques jours avant, pleine de furoncles. Elle ne m'en a pas parlé du tout !

Découverte...

Tout en l'examinant, je me sens soudain envahie par une vieille impression d'adolescence : ces problèmes de rasage l'été, de boutons, d'irritations, d'expérimentation sur ce nouveau corps de femme, pour ressembler aux autres femmes, entrer dans le clan des femmes.

L'été, avec mes cousines plus âgées, la plage, elles qui savaient ce qu'il fallait faire pour être belle, et plaire...

Et je me sens alors une grande tendresse pour cette jeune fille confiante, que je connais depuis sa naissance, et qui est là, sous mes mains ; j'ai fait, avec et pour ses parents, une préparation haptonomique à la naissance. Ces mains, ce contact physique tactile, elle les connaît, puisque déjà, in-utéro, je pouvais la toucher et la sentir venir se blottir dans ma main, à travers la paroi du ventre de sa mère.

Soudain, elle se trouve à la fois être ma fille, ma sœur, ou moi-même adolescente...

Bienvenue, Béatrice, dans la grande famille, la chaîne des femmes.

Alors, je peux, avec facilité, aborder avec elle la contraception ; ça n'est pas toujours facile habituellement, tellement j'ai l'impression d'être intrusive, et de bousculer ces jeunes filles pudiques ; et je parle de pilule, de préservatifs, de premiers rapports ; elle me dit courtoisement *« Je pense que je ne suis pas tout à fait prête... »*.

Bien, mais, au cas où...l'été, la bande de copains...

La prescription de soins pour les furoncles faite, le certificat rédigé, la consultation finie, on se quitte sans se toucher : on ne se serre pas la main – trop protocolaire – on ne s'embrasse pas non plus – trop intime, trop « bébé » ; elle a 14 ans quand même ! Ce sont les petits enfants qu'on embrasse quand ils partent...

Oh, la tendresse ! Les souvenirs d'impressions d'enfance, si douces et nostalgiques, qui soudainement permettent un accès imprévu aux autres, accès direct, empathique, sans détours, sans blindage, dans un télescopage du temps, et des personnes.

Son père passera me payer...

C'est trop tendre, en effet, il faut le payer *: « Papa passera payer »*.

Moi aussi, enfant, je disais cela à l'épicerie, en allant faire les commissions pour ma mère...

Heureusement qu'il existe, ce paiement à l'acte, qui rétablit la distance et met les choses et les gens en place...

Je suis payée pour un service, il est rendu, et c'est fini.

Le reste m'appartient : des furoncles qui font du bonheur... mais bien sûr, je n'en dirai rien.

L'argent

Et si on parlait de l'argent, justement ?

Je n'ai pas envie de parler d'argent... Il y a beaucoup trop à en dire.

Les psychanalystes nous ont dit que c'était comme du caca, et je suis bien d'accord, quoique, évacuer cela en quelques mots peut paraître une attitude d'une légèreté coupable, et un peu trop aristocratique ; mais laissons le sujet aux analystes...

Il y a ceux qui se lèvent, la consultation terminée, et qui oublient de payer ; il y a ceux dont le chèque est toujours tout prêt, déjà rédigé ; il y a ceux qui ne se souviennent jamais du montant de la consultation ; il y a ceux qui n'ont jamais leur chéquier, ou bien : « ah, zut je n'ai plus de chèques, j'ai justement fait le dernier... » ; il y a ceux qui me donnent le montant exact, en monnaie, pour me faire plaisir ; il y a ceux qui me donnent un gros billet ; et je n'ai pas de monnaie ; il y a ceux qui veulent absolument payer, alors qu'ils n'ont pas de sous ; il y a des petits enfants qui tiennent à me donner dans la main le chèque ou le billet, et qui font le tour de mon bureau pour me l'apporter, pour payer eux-mêmes.

L'argent, c'est d'une complexité...

De toute façon, cela clôt la relation, et la sécheresse du procédé permet à chacun de se dégager de l'émotion, parfois intense, de la consultation. Plus personne ne doit rien à l'autre. Et c'est bien ainsi.

Car enfin, que vient faire la relation d'argent dans ces histoires où je serais en situation de mère ?

Par exemple l'histoire de Marianne ?

Chapitre III

Nous, les mères...

Punks et chiens, Marianne

Oh, Marianne !

Elle est avachie, ravissante jeune fille, sur mon divan d'examen, assise toute habillée, jambes pendantes, visiblement « rebelle », et elle ne répond pas, ou par monosyllabes, aux questions...

Premier contact redoutable, elle est amenée en même temps que son petit frère de six ans que je connais déjà. Ils se ressemblent beaucoup.

D'emblée, c'est une consultation difficile : le père, que je ne connaissais pas, est là pour la première fois, intimidé, mal à l'aise. J'apprends que Marianne et le petit n'ont pas la même mère.

Bien sûr... cette jeune femme qui a un peu le même style que l'adolescente, jeans, baskets, et sans apprêt, et beaucoup trop jeune pour être sa mère.

La mère de Marianne ne s'est jamais occupée d'elle et elle l'a vue « quelques fois » en dix ans... C'est sa grand-mère, en province, qui l'a élevée jusqu'à l'âge de 8 ans, puis, après quelques années de pension, elle vit au foyer de son père, depuis peu. Et c'est difficile : elle est pénible, elle est en échec scolaire, elle a du mal à dormir...

Avec l'accord de tous les protagonistes, je l'adresse directement à une psychanalyste que je connais, assez soulagée qu'il ne soit pas de mon ressort de prendre en charge cette histoire.

Deux mois plus tard, Marianne vient seule avec un vaccin hépatite B que les parents souhaitent que je fasse.

Je m'enquiers de son sommeil :

– Ça va hyper-mieux !

de son école :

– Ça va toujours très mal !

de ses projets : ils sont flous...

On parle de contraception : pas besoin...

Bon... Je l'examine et je la vaccine...

Quelques temps après, elle revient seule. Elle a mal partout, au dos, à la cheville... Elle est tombée d'un arbre, tombée en roller, tombée à la piscine... Mais je vois bien qu'elle me dit cela comme cache-misère : n'empêche, elle tombe beaucoup... D'où tombe-t-elle ? Où tombe-t-elle ?

C'est le mois d'octobre, nouvelle année scolaire, et j'attaque à nouveau les problèmes de l'école : elle redouble sa 3e, et s'ennuie : « Je sais tout le programme.... ».

Elle travaille un peu avec son père, un artisan, et c'est très difficile avec lui ; il essaie d'être ferme et autoritaire ; il la prive de sorties et de vacances quand elle travaille mal, et ils se disputent beaucoup... Elle continue à voir la psychanalyste...

A l'examen clinique, bien sûr, elle n'a rien, mais je m'intéresse quand même à ces douleurs ; je ferai faire des radios, et je prescrirai des médicaments.

Les plaintes des adolescents sont redoutables : cela ne correspond jamais à une pathologie connue dans les traités de médecine, c'est aussi varié que flou, souvent théâtral, et le praticien hésite entre le souci de regrouper les signes pouvant signifier une « vraie » maladie cohérente, qu'il faut vraiment démasquer, et l'envie de poser son stylo, de croiser les bras, de reculer son fauteuil, et de dire : « Bon, mais en réalité, tu viens pour quoi ? Qu'est-ce que tu as à me dire ? ». Ce que pourtant je ne fis pas, ce jour-là, faute d'inspiration.

En décembre, le père a pris rendez-vous avec moi tout seul : j'apprends que Marianne a fugué à plusieurs reprises ; puis elle est partie vivre dans un squat avec son copain.

Le père est fou d'angoisse et de culpabilité.

Une autre fois, il viendra avec Marianne : je le ferai sortir, ce qu'il ne demande pas mieux : Marianne a de l'herpès récidivant, maladie sexuellement transmissible.

Des mois passent, et des semaines remplies de consultations succédant aux semaines, quand, dans une salle d'attente pleine d'enfants qui jouent, et de bruit, quelqu'un est là, tournant le dos à la porte de mon bureau : je m'approche, dis bonjour, et, engoncée dans un vaste sweat-shirt déteint, au capuchon tiré jusqu'aux yeux, c'est Marianne. Et, ô miracle, je la reconnais tout de suite : « Mais c'est Marianne ! » et surprise, spontanément, je l'embrasse ! Ce que je ne fais jamais ! J'étais très contente de la voir ! Cette « pauvre » petite fille, cette enfant sans maman, fugueuse, rebelle, fermée, qui n'arrêtait pas de s'exposer à tous les dangers, revenait vers moi !

Mais c'était « juste » pour une ordonnance afin de rechercher le SIDA !

Bien sûr, je la reçois tout de suite ; bien sûr, je fais cette ordonnance, et je lui prescris une pilule contraceptive ; à cette date, dans son dossier, je suis laconique comme jamais :

« Ordonnance HIV. Pilule »

et c'est tout, alors que l'émotion et l'angoisse du SIDA sont à leur comble ce jour-là ; était-ce ma fille ?

Car, enfin, quelles sont les menaces que nous adultes, parents et médecins, redoutons tant pour elle ?

Il y a la « Dépression », suicidaire ; il y a « la Drogue », il y a la « Sexualité »...

Pourquoi veut-on à tout prix la protéger de ces menaces, comme si le médecin pesait d'un poids quelconque dans l'aventure de ces expériences ? Comme si cela ne faisait pas partie intégrante de l'adolescence que de faire des expériences dangereuses... Dans notre société hypocrite, le contact avec certaines drogues est licite : le tabac, l'alcool, le haschich un peu... mais d'autres ne sont pas admissibles : cocaïne, héroïne et d'autres : les adolescents ont besoin de transgresser les règles... est-ce que nous allons y pouvoir quelque chose ?

Quant à la sexualité, chaque praticien, ancien adolescent mal guéri, rassemble dans ses propres souvenirs d'adolescent les craintes et les angoisses s'y rapportant, et muni de l'expérience de sa propre vie, il sait que le continent noir de la sexualité lui reste toujours opaque. Souhaitant éviter à l'autre les échecs, les errances, les humiliations, il va proposer, avec gêne et maladresse, une « information sexuelle », des contraceptifs, ou bien il va proposer « d'en parler ».

Ce qui me rappelle comment « on en avait parlé » lorsque, jeune pédiatre nouvellement installée, j'animais au Planning Familial, le mercredi, des groupes de discussion pour les jeunes, qui venaient, parfois seuls, parfois avec le copain ou la copine.

Devant le mutisme du groupe, venu pourtant pour cela, je proposais :

– Avez-vous des questions à poser, voulez-vous parler de problèmes ou de soucis, au sujet de votre sexualité ?

Un jeune homme, venu avec sa copine, a pris immédiatement la parole :

– Et vous, si vous nous parliez de votre propre sexualité ?

Brouhaha de rires...

L'agressivité, et l'ambiguïté de cette réponse (car, bien sûr, il n'avait nulle envie d'entendre parler de ma propre sexualité !) m'a fait comprendre dans quelle impasse on était...

Le jour où Marianne était là, incognito, dans ma salle d'attente, elle avait depuis longtemps abandonné la psychothérapeute ; sa demande d'aide pourtant se répétait, au fil du temps, envers moi ; c'était à moi qu'on s'adressait ; il était inutile de se dérober, elle souhaitait que ce soit moi qui l'accueille et lui réponde. Ma réaction spontanée montrait involontairement une vraie joie de la voir :

– Au moins, il y a une personne qui est contente de me voir !

J'avais cru la reconnaître, un jour, assise par terre, place de la Bastille, « zonant » sur les escaliers du métro avec un groupe de punks, et des chiens inquiétants.

J'avais hésité à m'approcher, pour la reconnaître vraiment et lui parler, craignant de la ridiculiser aux yeux du groupe, craignant que cela ne soit néfaste pour elle, parmi ses compagnons – enfants perdus comme elle –, ses compagnons-chiens donnant de la tendresse, simple à prendre, à ces enfants perdus, en rupture.

Pour moi, le médecin, ce qui précède de cette histoire fut très utile, car Marianne, depuis, continue son chemin difficile vers l'autonomie et l'âge adulte ; d'abord elle a décidé de faire un tour de France : trouvant du travail de ça et là, elle va de festival en festival ; puis la phase suivante fut un travail fixe dans une station de montagne, un appartement à elle ; elle donne régulièrement de ses nouvelles, et vient, tous les deux ou trois mois, chez son père. Souvent, elle rejoint la famille dans leur maison de vacances, à la campagne, sur un causse sauvage.

Cet hiver, un deuxième petit frère est né, et Marianne a accouru de ses Alpes pour venir le voir à la maternité ; sachant que, de nos jours, les jeunes accouchées restent entre 3 et 5 jours à la maternité après la naissance, cela montre la vivacité de l'intérêt qu'elle portait à cette naissance. Elle est restée quelques jours, ravie de ce bébé.

– Ça va mieux, ça va mieux..., me dira C., la mère du bébé, la compagne du père, et ces quelques mots si pudiques sont tellement chargés d'amour...

Cela m'a appris qu'il faut faire confiance, aussi, aux adolescents ; que ce qui peut nous paraître comme un dangereux échec, une dégringolade, une mortelle errance, peut être en fait le douloureux avènement d'une indépendance, et le mûrissement d'une personnalité.

Bien sûr, les dangers sont là, mais jusqu'à présent, elle les a tous évités, et son bonheur à l'arrivée du bébé montre qu'elle a gardé tendre son cœur, et qu'elle veut essayer d'apporter à ce petit frère, l'affection qui lui a tant manqué quand elle était enfant, elle ; et elle a vu de ses yeux le spectacle d'un enfant accueilli, et chéri.

A la demande qui m'a été faite, de Marianne et de ses parents, j'ai répondu de façon médicale, en traitant les maux du corps, et en l'adressant à un psychanalyste.

Mais nous n'étions pas dupes, dès le début, les uns et les autres ; on me connaissait depuis un an, car je suivais le petit frère, et on m'a amené Marianne ; la solution de la psychothérapeute s'est usée au fil du temps ; c'est donc à moi qu'on demandait un engagement personnel, et de l'aide.

Cet engagement s'est fait d'ailleurs à mon insu, puisque Marianne a pu me surprendre, au débuché de mon bureau, ma protectrice tanière, et saisir alors dans mon accueil, la tendresse.

Aussi, à mon humble avis, c'est ceci qui a été très important dans mon histoire avec Marianne, les parents m'en ont parlé :

– Il paraît que vous l'avez reconnue tout de suite dans la salle d'attente ! Elle ne s'y attendait tellement pas !

Quand on est en rébellion contre le monde, c'est précieux d'être reconnu, dans un lieu, et non rejeté.

Pédiatre femme, faisant partie de la race des « parents », je peux la toucher et examiner son corps sans qu'elle ressente la menace du désir des adultes pour sa jolie enveloppe de jeune fille. Je peux l'embrasser spontanément, sans calcul, sans l'agresser, ni prendre une miette de son indépendance si durement revendiquée.

Alors, voilà…

N'interposons pas les claviers d'ordinateur entre ces jeunes gens et nous ; soyons vraiment là...

La tendresse n'est pas tellement prévue au programme des études médicales....

Est-ce que d'autres personnes que les pédiatres se situent à ce carrefour, à cet âge charnière de l'adolescence, entre le somatique-alibi, et le besoin de tendresse, entre le bébé et l'adulte, entre le corps et l'âme, entre l'ordonnance d'examens de laboratoire et l'analyste ?

J'entends les critiques :

– On n'est pas médecin pour déverser de la tendresse à nos patients pour les soigner ! sans une certaine distance physique et psychique !

Je crois que ma réponse est :

– Si ! c'est peut-être même cela qui les soigne le mieux...

Mais toute la difficulté est là, la distance de l'engagement personnel...

A propos d'engagement personnel, voici l'histoire de l'hépatite.

L'hépatite

Jeune pédiatre, je m'installe pour l'été avec mes enfants, dans la maison de mon associée, qui part en vacances.

Je prends le relais.

Dans une banlieue résidentielle, la maison est au milieu d'un grand jardin, plein d'arbres fruitiers, les chats et les chatons, le chien, les poules, s'y promènent librement. Pour venir au cabinet médical, les patients traversent le jardin ; de la fenêtre de mon bureau, je vois passer les saisons sur les peupliers.

Chaque année, nous faisons ainsi et c'est un moment très agréable.

Une famille de ses patients, que je ne connais pas, me montre les enfants avant le départ en colonie de vacances.

Quelques jours après, le père m'appelle au téléphone :

– Il paraît que ma fille a la jaunisse, à sa colonie. Qu'est ce qu'il faut faire ? Est-ce que c'est grave ?

Non, ce n'est pas grave, probablement une hépatite virale, comme on en voit souvent l'été ; l'enfant est hospitalisée quand même pour surveillance, près de la colonie, en province, mais loin de ses parents, et nous allons beaucoup téléphoner dans cette histoire.

J'ai des nouvelles de l'enfant régulièrement par le médecin de l'hôpital qui la soigne, et progressivement, les nouvelles vont être de plus en plus inquiétantes.

Brusquement, en quelques jours, tout s'accélère : l'enfant va mal, de plus en plus mal, les examens sont inquiétants ; son foie ne fonctionne plus, il est détruit, puis elle tombe dans le coma : hépatite fulminante !

En réanimation, le médecin est pessimiste, l'enfant est perdue…

Tous les jours, j'appelle le médecin réanimateur ; tous les soirs, le père m'appelle.

Alors très vite, le soir à l'heure du dîner, le drame :

– Madame S.., ma fille est morte !

Etranglée par l'émotion, je bredouille quelques phrases, puis :

– Je comprends ce que vous pouvez ressentir, j'ai des enfants... »

Alors il hurle au téléphone, au milieu des sanglots :

– Mais non, vous ne comprenez rien du tout ! Vous ne pouvez pas savoir !!!

Il a raison, bien sûr, je ne peux rien savoir de ça, avec mes trois enfants vivants !

Je retourne, en essayant, en vain de maîtriser mes larmes, vers ma famille en train de finir de dîner. Tout le monde, au courant de la maladie, a compris. Les enfants se taisent.

Dans la nuit, mon fils de sept ans se met à geindre, et m'appelle : il a mal à la tête et vomit.

Pour une mère de famille, c'est bien banal. On nettoie, on se recouche. Ça recommence. Une fois, trois fois, dix fois. Il a une forte fièvre.

Je passe la nuit debout, à côté de lui. Je l'examine, et je trouve à plusieurs reprises, qu'il a la nuque raide : méningite ?!!

Alors, là, je suis assise à côté de son canapé, sans émotions, en panne complète, blanche de sentiments et de réaction, sonnée, atone .

Dans ma tête, une petite ritournelle s'accroche :

« Les enfants des autres meurent....

Donc c'est normal, ce qui arrive...Le mien va mourir aussi... C'est tout... »

Il est cinq heures. Dans le silence de la nuit, le monde est autour de moi, mais je ne le comprends plus, je n'entends rien, je ne me bats pas, je suis là, comme un meuble, immobile...

Il y a quelque chose de cassé dans la mécanique...

Quand même, rassemblant mes bribes de lucidité, je décide que, si dans une heure, tout est pareil, je déclenche le Plan ORSEC, je réveille tout le monde, hospitalisation, ambulance, SAMU, etc…

Pourquoi une heure de sursis ? Pourquoi pas tout de suite, dans cette angoissante nuit ?

Quelque part au fond de moi, dans un lieu inexploré, il y a une petite lueur, qui me dit que nous sommes au théâtre : quelqu'un joue un rôle ; est-ce mon fils, qui, inconsciemment, joue à être malade, pour me faire peur ?

Est ce moi, qui joue le docteur, au lieu d'être sainement une bonne maman normale, affolée par les signes de la maladie ?

Le jour se lève, il est six heures ; il s'est endormi calmement. Il ne vomit plus. Il n'a plus de fièvre. Sa nuque est souple.

Episode viral quelconque…

Mon Dieu, comme nous nous sommes fait peur !

Lui m'a fait peur, et je me suis fait peur, incapable de réagir, dans une résignation morbide, une paralysie totale de mes systèmes d'alerte, de mes émotions, et de mon outil de réflexion médicale.

Parce que quelqu'un doit payer cette épouvantable perte d'un enfant ?

Et nous nous sommes désignés d'office.

Dans mon cabinet, nous ne sommes pas seuls : il y en a un qui soigne, et tout autour, il y a des constellations d'émotions qui s'entrechoquent, et interagissent. Ma famille suivait le drame pas à pas ; et mon fils a réussi, en raccourci, à me faire comprendre (avec quelle violence !) où était ma place.

Que je n'étais pas la mère de mes patients, mais bien la sienne. Je ne pouvais même pas, jeune mère, regarder en face cette horreur : la mort d'un enfant, et il m'a brutalement poussée à ma place.

« *Ce n'est pas* ton *enfant qui meurt ; moi je suis ton enfant.*

Ah, tu veux t'occuper d'un enfant malade, tu vas voir… que je peux, moi aussi, être malade pour toi… »

Par quels chemins cette culpabilité, et cette angoisse sont-elles passées, pour que mon fils me fasse savoir, d'urgence, la nuit même du drame, que je ferais bien de m'occuper de lui, vivant, plutôt que d'un enfant mort ?

Oh, quelle leçon ! Quelle aide !

Vingt ans après, j'en pleure encore...

De quoi les liens entre nous, patients et soignants, sont-ils faits ?

Comment se tissent-ils ? Qui soigne ?

En l'occurrence, je n'ai rien soigné, à part mon propre enfant, qui s'est prêté, substitut de la petite malade, pour qui j'étais frappée d'impuissance ; et devant lui, j'étais une deuxième fois, comme pour la petite fille, figée dans la sidération et l'impotence. Mais j'étais quand même le pédiatre, le témoin de l'existence réelle de cette petite fille morte, qui l'ai touchée et examinée vivante, AVANT, AUTREFOIS, dans un temps révolu, qui paraît être un rêve, sur lequel l'oubli fait pleuvoir ses cendres silencieuses.

Plus tard, les parents endeuillés reviendront me consulter avec leur fils.

Beaucoup plus tard, pas très jeunes, ils essaieront d'avoir un autre enfant, et demanderont l'aide de mon mari, gynécologue-obstétricien.

Une petite fille viendra, que je n'aurai pas envie de suivre.

Mohand tombe dans la rue

Comme mon fils l'a fait, les patients nous poussent parfois à une place imprévue, ils nous assignent brutalement un rôle, qu'on avait pas spécialement envie d'assumer, comme la mère de Mohand.

Elle porte son bébé tout simplement dans ses bras, sans porte-bébé, ni siège, ni sac, rien de ce qui entoure habituellement la première consultation chez le pédiatre, et ça me surprend.

Il est tout petit : douze jours.

Elle a l'air modeste, et exotique.

On fait connaissance.

Le petit bébé va bien, mais ses yeux coulent ; à part ça, l'allaitement, les digestions, le sommeil ? Ça va bien. L'accouchement ? Elle a eu une césarienne, car le terme prévu pour la naissance était dépassé, mais tout s'est bien passé : il est né très en forme. Ça va bien. Ça va bien…

Comme elle est toute brune et visiblement étrangère, je suggère que ce n'est peut-être pas si facile d'avoir un enfant à l'étranger, loin de son pays natal ; aussitôt les vannes s'ouvrent, elle essaie de retenir ses larmes, n'y parvient pas….

Elle est indienne, docteur en mathématiques ; elle a travaillé dans la finance et me dit-elle « a gagné beaucoup d'argent » ; elle fait maintenant un diplôme supérieur d'anthropologie…!

Ah, les femmes, mes sœurs ! Elles sont quand même formidables !

Cette petite dame, modeste, simple d'aspect, se révèle être une redoutable tête ! mais elle et moi sommes sur le bord d'une faille, que nous allons explorer ensemble.

A-t-elle des amis ici, de la famille ? Elle a un réseau d'amis indiens, mais c'est l'été, juillet, et tout le monde est dispersé, en vacances, et personne ne se préoccupe d'elle et de la naissance de l'enfant. Le père est français, mais il n'apparaîtra pas du tout dans cette histoire.

« Tout le monde est maintenant très égoïste... » et elle se sent très seule, et pleure tous les jours.

Bien sûr, elle a entendu parler du « baby-blues », mais chaque femme le vit différemment, et a des raisons très variées, et très valables d'être déprimée : avoir un enfant, c'est une nouvelle phase de sa vie. Elle était l'enfant de quelqu'un, elle était protégée par cette présence, même lointaine, même abstraite, même virtuelle, de sa propre mère, par l'existence même de cette mère. Maintenant, elle devient la maman de quelqu'un, c'est elle qui va protéger, et pour toujours, ce petit, étranger et opaque. Seule et perdue face à cette responsabilité et à son incompétence présumée, elle, bardée de diplômes, elle lâche pied.

Pourtant, pour une Indienne, femme, elle a fait des choix de vie très énergiques et difficiles, et nous en parlons ; quitter son pays, faire des études difficiles et très poussées, travailler dans un milieu d'intense compétition – la finance –, choisir un conjoint étranger...

Et soudain, se trouver démunie face à la douleur physique de la césarienne, expérience nouvelle, et à cette situation basique, vieille comme l'humanité, d'avoir mis au monde, et d'être simplement une mère, qui allaite son enfant, parmi toutes les autres mères.

Où peut se trouver l'aide ? Auprès de qui ? Dans quels lieux ?

Elle parle longtemps, pleure, s'excuse de me prendre tant de temps, puis se réconforte ; j'examine le bébé, petit garçon superbe ; elle le rhabille une fois l'examen terminé, et je lui donne des adresses de lieux où elle pourrait rencontrer des gens disponibles, pour ne pas rester isolée et déprimée ; puis elle demande si elle peut allaiter l'enfant dans la salle d'attente, car c'est l'heure... oui, bien sûr... on se quitte.

Les patients suivants sont arrivés : deux enfants dans une poussette, amenés par une nounou noire ; je dois voir l'un d'entre eux ; on laisse l'autre bébé, endormi, dans la poussette dans la salle d'attente, la porte de mon bureau entrouverte pour pouvoir le surveiller. Et la consultation se passe ainsi, pendant que la mère de Mohand l'allaite, dans la salle d'attente.

D'autres gens passent, pour des papiers, des renseignements, le téléphone sonne, j'embrasse quelqu'un – espagnol – venu à l'improviste me demander quelque chose. Il s'est créé spontanément un espace élargi, d'où elle n'était pas exclue, avec d'autres femmes, étrangères aussi, des enfants, des gens qui vont et viennent, le téléphone qui nous met en relation avec des gens absents, présents ailleurs, la vie, quoi…

Les deux enfants et leur nounou s'en vont, et elle reste seule pour terminer la tétée ; puis je m'aperçois qu'elle est partie discrètement, sans que j'ai refermé la porte de mon bureau : on n'a pas rompu le lien…

Quelques minutes plus tard, on sonne à la porte : elle est là, défaite, accompagnée d'une dame inconnue, d'un certain âge, qui la suit tenant l'enfant dans ses bras : elle est tombée dans la rue avec son bébé, tout près d'ici, et la dame, qui passait, l'a ramassée et accompagnée : on revient me voir.

Elle est bouleversée….

Je prends l'enfant des bras de la dame qui s'en va, et on s'assoit ensemble devant mon bureau ; et tout en gardant dans mes bras le petit, je demande à la mère de me montrer son genou à elle qui s'est écorché quand elle est tombée, et qui lui fait mal...

Elle se reprend un peu, dit que ce n'est rien, et se fait des reproches… J'examine l'enfant sommairement, il est très calme, rote, et s'endort. Il n'a rien, de toute évidence.

Quelle demande inconsciente d'être maternée, de la part de la mère ! Jusqu'à en tomber dans la rue à quelques mètres de ma porte, pour avoir un alibi pour revenir, et accompagnée d'une dame, en situation de grand-mère. Alors, c'est moi qui ai pris le bébé dans mes bras, et non la maman, qui n'a esquissé aucun geste pour le prendre, et je me suis assise, en le gardant contre moi, à côté de la mère, et non en face (ma place de médecin) pendant qu'elle me narrait l'aventure. J'étais sur le point de lui mettre un petit pansement, à elle, sur son genou blessé, comme au temps du mercurochrome sur les genoux « couronnés » des gamins, l'été.

Il m'a semblé sentir avec une grande acuité son besoin d'être prise en charge : cette chute était vraiment un appel.

J'ai accepté le rôle assigné, et elle n'a pas cherché à reprendre son bébé dans mes bras, jusqu'à ce que je l'ai déshabillé moi-même, et de nouveau examiné. Ce sont toujours les parents qui déshabillent l'enfant qui va être examiné ; là, c'était moi.

J'étais à mon tour en situation de grand-mère.

Accepter le rôle qu'on me donne ? Pas toujours facile : on a peur d'être mangé, de ne plus contrôler la situation, différente de la consultation qui nous est familière ; on est mis en danger, on nous demande quelque chose d'autre, à nous personnellement, et non à un médecin de théâtre, quelque chose d'autre que le savoir médical, quelque chose d'autre que des adresses de lieux où on peut rencontrer des gens (La « Maison Verte » et autres lieux d'accueil pour les parents).

Alors, allons-y, cœur ouvert et confiant....

Petite consultation banale d'un enfant de douze jours qui va très bien...

Mais peut-être était-ce trop ?

Je n'ai pas revu Mohand pendant onze mois, jusqu'à ce qu'il fasse sa réapparition inopinée pour une rhino-pharyngite.

Les pédiatres ne sont-ils pas, dans cette ville de pierre, à une place unique, qui est un hâvre, un lieu de tendresse et d'empathie qui ne ressemble à aucun autre ?

Empathie, tendresse.... Pour eux, j'ai cru bien faire ... mais je ne savais pas qui aimer : le père de Kiki qui demandait qu'on le prenne en charge comme son propre père le faisait, la mère, qui voulait me choisir en connaissance de cause, l'enfant qu'on ne me présentait pas d'emblée : mon attention, mon intérêt papillonnaient, indécis.

Ce jour-là, sur son vélo, la mère de Kiki, cheveux au vent, robe légère qui vole, passe dans la rue en sifflant gaiement ; derrière elle, dans le siège d'enfant, Kiki trône, ravie.

Elles passent dans mon quartier, dans ma rue, et je repense à cet hiver d'il y a 3 ans, où les parents avaient pris un rendez-vous, sans enfant, pour me rencontrer d'abord.

Pour elles, ma boule de cristal m'a complètement trompée.

Dans mon bureau, sur les genoux de la mère assise, en guise d'enfant, il y avait un énorme dossier, un de ces gros dossiers qu'on redoute...

Et on me raconte l'histoire d'une petite Kiki, née à un poids de 2 700 grammes, pendant la préparation d'un concours de design par sa mère. Elle a deux ans maintenant, et elle ne grossit pas du tout, elle ne mange rien. Elle est suivie à l'hôpital ; elle a eu de nombreux examens ; on a éliminé une maladie nutritionnelle, une mucoviscidose.

Elle a eu une biopsie intestinale, examen invasif ; elle a eu des régimes sévères excluant certains aliments susceptibles de lui donner des allergies ; on me sort des paquets de résultats d'examen, des radios, des comptes rendus de consultations.

Elle a cessé de grossir vers l'âge de vingt mois. Vers cette date, l'entreprise du père fait faillite ; il se déprime alors gravement et parle même de suicide...

Et les parents m'avouent qu'ils se disputent beaucoup, qu'il y a beaucoup d'incompréhension entre eux. En effet, la tension est perceptible : contradictions, haussements d'épaule, mines exaspérées...

Je trouve cette histoire lourde et compliquée, et je suis surprise de leur démarche : venir seuls, sans l'enfant... pourquoi moi, pédiatre de leur quartier... Probablement pour me jauger... ou... voir, après, si on me consulte vraiment... D'ailleurs, la mère me le dit d'emblée clairement :

– Nous hésitons entre vous et d'autres personnes dont on nous a donné l'adresse...

Et le père ajoute :

— Voyez, ce que je voudrais, en fait, c'est être pris en charge comme par un médecin de famille, comme mon père, quoi, qui était généraliste...

Qui doit être pris en charge, lui, sa famille, sa fille ?... Il est en analyse, sa femme aussi.

Qu'est-ce que je peux faire, moi, de plus, de mieux, que les médecins spécialistes hospitaliers qui suivent l'enfant, que les psychanalystes qui ont pris en charge les parents ? Que me veut-on ? Veut-on me déstabiliser, me voir patauger dans un énorme dossier dans la courte durée d'une consultation, me mettre mal à l'aise, me mettre en concurrence ouverte, comme la mère qui est en concurrence officielle avec des confrères pour ses concours de design ? Qu'est-ce qu'on me demande ?

Je ne comprends rien à l'état de santé de l'enfant, l'enfant de papier, que je ne connais pas encore.

Je demande qu'on me l'amène, et qu'on rediscute de tout cela.

Quant elle vient, Kiki, petite fille de deux ans, pleure énormément, passivement, sans solliciter l'aide de ses parents, sans se débattre ni tendre les bras pour qu'on la prenne, comme font souvent les enfants de son âge qui ne veulent pas être examinés.

C'est surprenant, ce comportement, et je suis assez inquiète du fonctionnement de cette famille : la mère, très maigre, est très tendue ; le père, passif, me surveille du regard. Qu'est-ce qu'on ne me dit pas ?

Quand je la revois un mois plus tard au rendez-vous que j'ai proposé, elle a bien mangé, de tout, et elle a pris du poids ; ils ont suivi mes suggestions de prendre les repas avec l'enfant, de la laisser manger seule, et ce qu'elle veut.

Quelques mois plus tard, elle a continué à prendre du poids ; à la crèche, elle est ravie et très joyeuse. Elle est en bon état nutritionnel.

Les mois passent. Puis elle revient quand elle a deux ans et demi, et j'apprends que la mère attend des jumeaux. Aïe !..

Je suis catastrophée…

Kiki qui pose des problèmes importants à ses parents, le père déprimé, en faillite, la mère toute maigre, tendue, fatiguée, le couple qui ne va pas bien du tout…

Ma boule de cristal se trouble, et s'inquiète fort.

Deux ans, jour pour jour, après notre première rencontre, les jumeaux naissent, très bien, très en forme : deux beaux garçons.

Kiki va très bien, très gaie, très mignonne, sociable et drôle ; elle supporte bien l'arrivée des bébés, elle est en bonne santé, mange bien et grandit bien.

Plus tard, la mère, qui allaite les jumeaux, vient avec des bébés âgés d'un mois et demi : elle a des seins impressionnants, qu'elle me montre parce qu'elle est très inquiète ; ses seins que je palpe, sont pleins de grosses nouures qui soudain me paraissent inquiétantes, anormales et je l'adresse rapidement à son gynécologue ; il existe en effet des cancers pendant l'allaitement, cancers fulgurants et redoutables.

Mais ensuite, je n'aurais plus aucune nouvelle, ni d'elle ni des enfants, pendant cinq mois ! Toutefois, elle vient un jour avec un des jumeaux : elle pleure, elle est excédée, elle n'en peut plus : son travail de designer à la maison, encore des concours, et les enfants… Ses seins ? *« Non, non, ce n'était rien… »*

Mais qu'est-ce qu'on me demande ?

Pourquoi ne vient-elle pas plus régulièrement ? Qui suit les bébés ?

Je pense en fait que le fonctionnement de cette famille est de susciter l'inquiétude du médecin, le déstabiliser en demandant ce qu'il ne peut pas faire (les prendre en charge comme le faisait leur père, s'occuper des seins alors qu'on est pédiatre, les écouter mieux que leur psychanalyste, diagnostiquer mieux que les spécialistes hospitaliers) puis, d'abandonner (déception ou manipulation), sans donner de nouvelles.

Alors que je m'attendais à de graves difficultés pour Kiki, d'après son comportement à l'âge de deux ans, et celui de ses parents, elle va très bien.

Je redoutais cette grossesse pour tout le monde : les bébés sont parfaits : je les vois de loin en loin, superbes poupons qui vont à la crèche, très gais, très détendus, très à l'aise pendant l'examen…

Je trouvais que les parents avaient une attitude inquiétante, inadéquate, froide et distante avec leur fille : elle est charmante et gaie. Ils témoignent maintenant à leurs enfants une très authentique et profonde tendresse, avec un langage très juste, et une intime connivence entre Kiki et ses frères.

Je n'ai donc rien compris !

Comprendre, du latin *« cum »* : avec, et *« prehendere »* : prendre ; c'est prendre avec soi.

Peut-être, dès la première rencontre, les ai-je pris avec moi, suffisamment pour qu'ils le sentent. Suffisamment pour que le rythme, très lâche, des consultations n'ait pas d'importance. Suffisamment, mais à mon insu, pour que cela les ait aidé ?

Heureusement, les gens nous résistent, ils ne nous appartiennent pas, et on a tort de dire *« mes patients…. »*. Le cœur humain reste opaque, et mes facultés divinatoires, en échec.

L'important, finalement, c'est la petite Kiki riant sur le vélo de sa mère, qui passe dans la rue en chantant.

Tout va bien.

Chapitre IV

De la violence

Amélie

Incompréhension….

Longtemps, j'ai cru que, au contraire, j'avais très bien compris ce qui s'était noué, et j'étais décidée depuis à ne plus me laisser marcher sur les pieds, dorénavant. Ce n'est que longtemps après cette histoire, que j'ai pensé que la violence et le rejet qu'elle a suscité en moi a de profondes racines : on s'aime, on ne s'aime plus, on s'est trop aimés, on m'en a trop dit, je ne suis pas restée à la bonne distance, ou bien encore la relation s'est gonflée jusqu'à faire le plein de choses écoutées et ressenties, et soudain, ça suffit, il faut en finir, il faut rompre, ou partir.

Peut-être m'en veut-on d'en avoir trop entendu, trop su, de s'être trop découvert devant moi…

Quoiqu'il en soit, ce jour-là, je m'engueule avec une mère !

Pendant plusieurs années, nous nous sommes beaucoup vues, je l'ai longuement écoutée, consolée, encouragée, car son enfant, atteinte d'une anomalie chromosomique, avait un développement psychomoteur préoccupant.

Comment en sommes nous arrivées là ?

Au fil du temps qui passait et des interrogations qui se posaient :

« Est-ce qu'elle va tenir debout ? »

« Est-ce qu'elle va marcher ? »
« Est-ce qu'elle va parler ? »
« Est-ce qu'elle va arriver à être propre ? »
« Comment va-t-on la scolariser ? »
la petite fille nous prouvait ses capacités, un peu plus tard, certes, à sa façon, certes, mais avec l'énergie du désir de vivre. Elle franchissait une à une les étapes.

Avec ses parents, aimants, mais très blessés d'avoir cette enfant-là, les rapports n'étaient pas faciles. Très informés, et très critiques, il avait fallu, pour établir une relation de confiance avec eux, la gagner pied à pied, en étant disponible, ouverte, tolérante, empathique, et en laissant une place à la douleur, qui pouvait être dite.

Mais, au fil des consultations, je n'ai pas cessé de sentir une grande agressivité qui avait du mal à se masquer, et une méfiance qui ne déposait pas les armes.

Bien sûr, c'est une grande souffrance d'avoir une petite fille « différente » et dont la réalité ne correspond, à aucun moment, au rêve d'enfant qu'on ne se savait pas avoir. On se sent blessé, coupable, dévalorisé, puni par la vie d'un sort dont on n'est pas responsable.

Pourtant, cette petite fille parlait, marchait, riait, jouait et avait des réflexions personnelles et très pertinentes.

Alors que tout allait bien, que la petite, joyeuse, épanouie, allait à l'école, très heureuse, elle s'est mise à tousser, d'une énorme toux, caverneuse, avec des accès violents, et d'une tonalité très impressionnante.

Ces symptômes, que j'avais déjà rencontrés ailleurs, m'ont évoqué une origine psychosomatique. Malgré tout, on cherche des causes, on traite ; rien n'y fait ; elle revient parce qu'elle tousse toujours, de son énorme toux caverneuse, tout en étant très en forme par ailleurs. J'ai alors évoqué le diagnostic d'une toux psychosomatique (« toux psychogène ») à la mère.

Quinze jours plus tard, elle revient, la toux est toujours là, inchangée, et la mère est très en colère :

– La dernière fois, vous m'avez fait votre CIRQUE, là, des signes psychosomatiques…

Alors, brusquement, j'ai vu rouge : au fond d'elle même, c'était ça qu'elle pensait, de notre relation thérapeutique, « du cirque » !

Les mots avaient peut-être dépassés sa pensée, mais cette agressivité était en fait, le fond authentique qui s'exprimait pour la première fois, et que je recevais en pleine figure.

Après tout, aucune raison de se laisser faire ! La relation médecin-patient doit être faite aussi de respect et d'estime mutuelle, sinon il est illusoire de vouloir soigner quiconque :

– Madame, s'il n'y a plus de confiance réciproque entre nous, je ne peux pas fonctionner en tant que médecin de votre enfant. Vous dites que ma dernière consultation, c'était « du cirque » ! Je suis quelqu'un de normal, pas un punching-ball, j'ai besoin qu'on estime mon travail ! Je ne peux pas continuer à suivre votre enfant ; Paris est plein d'excellents pédiatres, et vous allez choisir quelqu'un d'autre ! Au revoir, Madame ; au revoir, Amélie.

Et je suis debout, tenant la porte ouverte...

Elle, assise, abasourdie, ne se résignant pas à se lever pour partir, répétait, atterrée :

– Oh ! j'ai fait une connerie, là ; oh !, j'ai dit une connerie... Oh ! je m'excuse...

Mais je ne voulais pas de ses excuses, car l'important était dit.

Le cirque, c'est quoi ?

Des tours de magie, des clowns inquiétants, difformes et ridicules, des trapézistes de rêve, des jongleurs, des acrobates magnifiques couverts de paillettes, des animaux étranges, ou menaçants, dressés à faire des choses inutiles et dérisoires...

On rit, on frémit, on est ébahi, on applaudit, soulagé et peut-être quelque part déçu, que le trapéziste ne s'envole pas, ou ne soit pas tombé, que le dresseur de tigres n'ait pas été mangé, que les clowns soient quand même copains malgré leurs vilaines farces.

J'aurais peut-être dû entendre comme cela ce qui m'était dit : on (c'est-à-dire nous, le pédiatre, les parents, les éducateurs), on attendait de la petite fille étrange et différente qu'elle réussisse dans sa vie les performances des artistes de cirque ; jongler sans prendre les balles dans la figure, marcher sur un fil avec un petit parapluie doré, dompter ou séduire les autres enfants, ses pairs, parfois féroces, déjouer les blagues perfides du Clown Blanc, si beau (car bien sûr, on est l'Auguste, dans la vie), montrer, comme l'éléphant dressé, que le dressage a réussi, et qu'on peut poser sa patte sur un œuf sans le casser …

Alors moi, j'avais fait du « cirque » : et j'étais peut être bien le Clown Blanc, celui qui est toujours sûr de lui, qui sait toujours tout, et qui va mettre son partenaire, l'Auguste, dans une situation où il va être ridicule, dans des épreuves dérisoires où il va échouer lamentablement ; il va tomber à grand fracas, à grands cris et à grande douleur, il va recevoir le seau d'eau sur la tête, le coup de bâton sur le derrière, la tarte à la crème dans la figure ; et la salle, écroulée de rire aux dépens de ce pauvre clown pataud, maladroit et grotesque, rit, mais le plaint, et sait qu'elle a tort de rire de lui. Elle a un peu honte.

Le Clown Blanc ne perd rien pour attendre : il va finir trempé, et couvert de crème… On rit aussi….

Les petits enfants, parfois, n'aiment pas du tout le cirque : ils sont terrorisés par les cris des clowns, le bruit, et ne comprennent pas ces situations dites « comiques » où quelqu'un tape quelqu'un d'autre, ou le fait tomber ; c'est incompréhensible, incohérent et ils sont terrifiés…

C'était moi, le médecin, qui avait fait « du cirque », comme si je savais mieux que la mère ce qu'il en était de son enfant, pourtant suivie par un psychothérapeute : des troubles psychosomatiques ? C'était intolérable… pourquoi est-ce que je savais mieux que tout le monde ?

Mais je n'avais pas compris cela, j'ai été simplement vivement blessée, et soudain, je ne voulais plus, j'en avais assez d'essayer toujours de comprendre, d'excuser…

Pendant ce temps, l'enfant, six ans, a pris silencieusement sur mon bureau un petit papier blanc, et un feutre ; elle dessine sur le papier un cœur rouge.

Toute à ma colère pendant l'altercation, je m'aperçois enfin qu'elle commence à pleurer silencieusement, puis de plus en plus bruyamment, et avec un feutre noir, elle barre le cœur rouge de deux gros traits noirs croisés.

Et elle s'en va, sanglotant très fort, avec sa mère, qui la tire par la main rageusement, en laissant le petit papier sur le coin de mon bureau.

Pouvait-elle, l'enfant, mieux me dire la brisure du cœur ?

Gaétan

Vous l'aurez compris, les sorcières ne sont pas toujours des êtres bénéfiques.

Elles ne sont pas bénéfiques, mais elles ne sont pas aidées, non plus, à faire le bien des autres ; les policiers, les assistantes sociales, les juges pour enfants qui s'en mêlent, ne font qu'aggraver leur cas, et il arrive qu'on les haïssent.

Un samedi de la fin novembre, la matinée est chargée, je suis en retard dans ma consultation, et je vais vers ces parents qui viennent pour le première fois, debout, tout au fond de la salle d'attente, comme s'ils étaient là un peu à regret, pour m'excuser ; je m'avance vers cette grande jeune femme mince, aux cheveux strictement tirés en arrière, élégante, un peu penchée sur son bébé dans ses bras, que je ne vois pas d'emblée, enfoui dans un châle, et je suis accueillie par un regard très bleu, d'une méfiance extraordinaire, ce regard qu'on voit dans un tableau de Latour, à une joueuse de cartes : ce même visage d'un ovale très régulier, sans ornement, ce même regard fixe et glacial. Elle me décoche ce regard comme une arme, et j'en suis déstabilisée.

Un peu décontenancée, je m'excuse de l'attente subie, et je retourne finir ma consultation en cours.

Quand leur tour arrive, je les reçois longuement, les sentant sur leur garde, et je passe beaucoup de temps, sans grand succès, à les mettre en confiance : je m'enquiers de la grossesse, de l'accouchement, de la façon dont se passe l'allaitement :

– Tout va bien.

Pendant la grossesse, les parents ont fait une préparation haptonomique avec un gynécologue accoucheur que je connais bien.

L'accouchement se passe normalement, et l'enfant, de petit poids, pèse 2 780 grammes. Chemin faisant, je m'enquiers de leur fatigue, des nuits sans sommeil, d'une éventuelle « déprime » et je note dans mon dossier : « parents déprimés ».

La mère est peintre, le père cherche du travail : il est architecte, et parle beaucoup de son mal-être à lui. Financièrement parlant, il a des soucis, mais me dit que la famille de sa compagne « assure sans problème ».

Lors de l'examen du bébé, je suis frappée par son aspect vieillot, ridé, plissé, et sa mimique anxieuse quand il pleure. Son poids de sortie de la maternité était de 2 590 grammes. Ce samedi, il a dix-neuf jours et il pèse 2 700 grammes.

Comme je suis inquiète de cet aspect et de la médiocre prise de poids de ce bébé nourri au sein, je propose un rendez-vous la semaine suivante, qu'ils hésitent à accepter ; mais comme ils s'opposent énergiquement à tout biberon en complément de l'allaitement au sein, j'insiste pour faire le point avec eux.

Alors on négocie :

– Mais si je vous téléphone son poids ?, dit la mère.

– Ça ne me suffit pas : il faut que je le réexamine, et que vous me disiez en détail comment se passent les tétées, comment le bébé digère, et il faudra que je le pèse.

Finalement, le rendez-vous est pris, je les encourage pour l'allaitement, et en nous quittant, la mère me dit :

– N'en déduisez pas que je suis une riche héritière !

Je ris un peu, mais je n'ai pas bien compris ; la suite nous montrera, dans cette relation, le rôle de l'argent-alibi.

La veille du rendez-vous prévu, le 25 novembre, la mère me téléphone pour me dire qu'elle ne viendra pas, qu'elle a loué une balance, et qu'elle me téléphonera les poids de l'enfant, si je veux. Je demande pourquoi elle ne veut pas venir, si c'est un problème d'argent ?

« *Oui, et aussi de temps…* »

Avec un si jeune bébé, quelle tâche plus urgente a-t-elle donc ?

Je lui dis alors qu'on s'arrangera pour l'argent, et que si vraiment elle ne veut pas venir, elle peut aller consulter à la PMI voisine (où elle est déjà allée avant de me voir : le médecin de la PMI avait d'ailleurs noté dans le carnet de santé cette inhabituelle précision : *« Vient seulement pour peser l'enfant »*, donc, déjà, les parents ne souhaitaient pas que l'enfant soit examiné).

Après ce refus de venir, je demande à ce médecin de la PMI d'envoyer une puéricultrice au domicile des parents, afin de voir si l'enfant va bien, et s'ils ont besoin d'aide.

Le lendemain, la mère me téléphone le poids de l'enfant : il a un peu grossi, 2 900 grammes. Je considère que ça va, et lui demande de me rappeler trois jours plus tard.

Dans l'après-midi, je reçois un appel de la puéricultrice : elle a dû parlementer une heure pour qu'on la laisse entrer, et elle n'a pas pu voir l'enfant, juste son visage, car *« il dormait »* a-t-on dit ; les parents étaient très méfiants, très « particuliers » à son avis. *« L'enfant pesait 2 900 grammes »*, dit-elle, mais c'est le poids donné par la mère. Il est convenu que la mère doit me rappeler, mais la puéricultrice trouve le contact avec cette famille difficile et un peu inquiétant.

Je suis prise alors, moi aussi, après son compte rendu, d'une grande inquiétude, imaginant soudain en « flash » cette grande jeune femme, si mince, berçant son bébé mort. Ne sachant par quels moyens surveiller mieux l'enfant, et pensant que les intuitions nous viennent pour qu'on en tienne compte, je décide que, si la prise de poids est médiocre le 29 novembre (soit dix jours après mon examen), et si les parents refusent de venir ou d'aller consulter quelqu'un ailleurs, considérant que cet enfant est en danger, je ferai un signalement au Procureur de la République, ce qui met en branle une action judiciaire.

Le 28 novembre, la puéricultrice me téléphone le poids de l'enfant, 2 900 grammes toujours, car elle a appelé la mère, mais n'a toujours pas vu l'enfant.

Le 29 novembre, un samedi matin, dans une consultation chargée, la mère de Gaétan m'appelle au téléphone :

– Il pèse 2 970 grammes, c'est bien, non ?

– Euh... pas tout à fait : je voudrais vous voir...

– Mais pourquoi ? Il tète bien, ça va bien.

– Il faut vraiment que je l'examine ; j'ai besoin que vous me racontiez comment se passent les tétées ; et ce n'est peut-être pas un problème de nutrition, mais il a peut-être une maladie sous-jacente qui l'empêche de grossir. Si c'est un problème d'argent, venez, cela n'a aucune importance, il faut que je vous voie.

– Mais non, ce n'est pas la peine, ça va bien...

– Si vous ne voulez pas venir, allez consulter à l'Hôpital Saint Vincent de Paul, où il y a un service de néonatologie, car je m'inquiète pour ce bébé !

– Bon, si c'est comme ça, ben alors, je raccroche !

Ce qu'elle fit.

Je finis la consultation en cours, et j'appelle sur le champ le Palais de Justice, tout à fait inquiète pour l'enfant. Et pendant que j'étais en ligne avec le Procureur, elle rappelle sur la deuxième ligne du cabinet : elle est reçue par mon mari, lui aussi en consultation :

– Dites au Dr de B. que je lui retire les soins de mon enfant !

– Vous ne voulez pas patienter une seconde, je vous la passe ?

Et il se précipite me prévenir, mais elle a déjà raccroché entre temps.

Ensuite, il a fallu aller à la Brigade des Mineurs, pour faire une déposition afin qu'elle puisse intervenir, mandatée par le Procureur de la République.

Dès que j'ai pu me libérer, je suis allé quai de Gesvres ; j'étais attendue. Dans le bureau où se trouvaient trois personnes, je suis accueillie par des regards lourds de reproche, éloquents :

– Ah, c'est celle-là qui veut qu'on intervienne auprès d'un nourrisson d'un mois ! !...

Et le capitaine, visiblement assez ému, me dit :

– Alors, c'est vous, qui voulez qu'on enlève cet enfant à sa mère ?

Je saute en l'air :

– Mais pas du tout ! Je voudrais qu'on puisse hospitaliser l'enfant avec sa mère qui l'allaite, dans une unité mère-enfant, et je pense que c'est urgent... Je ne sais pas ce qui pourrait se passer pendant le week-end...

Un autre policier m'a longuement écoutée, et à la fin, m'a demandé ce que je souhaitais comme solution. J'avais réfléchi entre-temps à des endroits adaptés, où on pourrait les accueillir et bien les prendre en charge, mais je ne pensais pas qu'on me demanderait mon avis, ni qu'on en tiendrait compte. Le policier continuait ses questions :

– Finalement, que pensez-vous des risques pour cet enfant ?

– Des risques léthaux, tout simplement... »

Et le policier tape sur son ordinateur : *« des risques laitaux »*.

Je précise alors ce que j'entendais par risques léthaux (laitaux), (on baignait dans le lait et l'allaitement...)

Mes craintes ont été entendues et prises en compte par les policiers. Après ce long après-midi de samedi passé avec eux, j'ai demandé comment je pourrais avoir des nouvelles. Le capitaine m'a donné son numéro direct et m'a dit :

– Vous pouvez m'appeler quand vous voudrez, naturellement ; demain matin si vous voulez, dimanche....

Ce que je fis. Le capitaine B. était encore ému :

– Ça a été extrêmement difficile, et il a fallu que nous parlementions pendant deux heures et demi avant de réussir à emmener l'enfant ; il a fallu y aller à sept, c'était extrêmement pénible, et j'aime mieux vous dire que nous avons horreur de ça, tous.... »

– Emmener l'enfant seulement ? !

– Oui, car c'était tellement difficile, la mère ne s'est tellement pas laissée convaincre, que finalement, on a eu peur qu'elle ne s'enfuie de l'hôpital la nuit avec l'enfant, et on a donc hospitalisé l'enfant à Saint Vincent de Paul.

En appelant l'hôpital, impossible d'avoir des nouvelles de l'enfant ; il était inconnu aux admissions. J'ai fini par comprendre qu'il était protégé par voie judiciaire, et qu'on ne pouvait pas savoir où il était.

Le soir de ce jour, un monsieur, qui se présente comme le « pédiatre de la famille » m'appelle de province au téléphone, à mon domicile :

– Qu'est-ce que c'est que cette histoire, ce sont des gens très bien, mon cher confrère, je ne comprends vraiment pas, vous vous fourvoyez complètement ; à moi, entre confrères, vous pouvez m'expliquer, entre nous...

– Monsieur, vous pensez bien que je ne peux pas parler de quoi que ce soit au téléphone, je ne vous connais pas : ce qui se passe dans mon cabinet est couvert par le secret médical...

De qui était-il le pédiatre, cet homme ?

Le jour suivant, dimanche, à mon domicile, je suis appelée par le père, par l'intermédiaire de mon secrétariat ; étonnamment peu revendicatif, il voulait savoir si j'étais au courant de ce qui était arrivé, et comment c'était possible d'enlever un enfant à sa mère qui l'allaitait, si je me rendais compte de la gravité en ce qui concerne le contact mère-enfant...

Je pensais qu'il allait me couvrir d'injures et de menaces, mais non, il était indigné pour la qualité du contact mère-enfant... !

Assumant la responsabilité de cette affaire, je lui ai restitué le compte rendu des policiers, et lui ai fait part de mes inquiétudes pour la santé de son fils, qui avaient motivé tout ça. Inquiétudes qu'il lui aurait été si facile à lever s'il avait pris son fils sous le bras pour me l'amener quand j'en disais la nécessité... Non... il était indigné de la violence qui lui était faite ; moi, j'avais peur de sa violence à lui, qu'il vienne m'attendre un soir pour me casser la figure… mais non : le contact mère-enfant…

Puis – quel dimanche ! – la mère, un peu plus tard dans la journée, a voulu me parler, et elle aussi tenait un discours un peu décalé par rapport aux événements, alors qu'il aurait été si simple d'accepter d'être hospitalisée quelques jours avec l'enfant.

Elle me reprochait d'avoir, de force, interrompu l'allaitement : c'était ça son souci. Personne ne semblait réaliser le danger vital pour le bébé.

Dans les jours suivants, j'ai eu contact avec les médecins qui avaient suivi la grossesse ; eux aussi avaient eu cette impression de bizarrerie, d'extrême méfiance : les médecins étaient vécus comme des « méchants ».

A l'hôpital où était l'enfant, après recherche dans les services, puisque personne ne m'appelait pour savoir le point de départ de cette hospitalisation de force, (ce qui est d'une grande violence, et bien sûr, très peu banal dans notre pratique de ville), j'ai eu des contacts téléphoniques avec une jeune chef de clinique.

J'ai ressenti, chez cette jeune femme, au téléphone, un malaise, une gêne, comme si j'avais fait une grosse erreur d'interprétation de la situation, sans qu'on me le dise clairement ; en fait, c'était *« surtout un problème de communication entre ces parents et vous »*, rien d'autre, et que *« tout cela est bien regrettable… »*.

Piquée, et quand même très émue par cette histoire, j'ai extorqué à cette pédiatre hospitalière le compte rendu du médecin qui avait reçu l'enfant aux urgences.

A l'entrée, le 29 novembre, le senior de garde le décrit comme :

« Bébé hypotrophe, aspect dénutri, hypotonique, poids 2 690 grammes, un peu ballonné, rejette un peu, bon contact ».

Il est alors perfusé et reçoit le traitement habituel des déshydratations, le soir et pendant toute la nuit ; le lendemain, on enlève la perfusion et on lui donne des biberons ; le mère viendra, dans la journée, l'allaiter ; mais elle n'a plus de lait ; on continue donc à nourrir l'enfant avec des biberons.

« Ce poids, de 2 690 grammes », me dit mon interlocutrice, (qui n'y était pas), *« serait en fait une erreur : il pesait finalement plus ! ! ? »*

Je téléphone ensuite régulièrement pour avoir des nouvelles, et j'apprends que « la mère s'est sentie trop observée, trop guidée, trop contrainte pour l'allaitement ».

L'enfant sortira six jours plus tard : on lui a donné un rendez-vous avec un praticien du service deux jours après la sortie, on lui a prescrit des vitamines, une vaccination...

Etait-ce bien le problème ... ?

J'avais demandé, lors du premier contact avec l'hôpital, que la mère puisse rencontrer la psychiatre du service, tout de suite, car je craignais une psychose puerpérale. J'apprendrai que, *« non, elle n'a pas pu voir la psychiatre, qui était en congé, ni personne d'autre »*, et *« on n'a pas insisté »* me dit le médecin, *« on a eu peur du clash, on la sentait tellement hostile, et on a préféré garder le contact... »*.

Puis j'apprendrai par une lettre du praticien hospitalier, qui s'est bien gardé de me demander pourquoi j'avais eu besoin de l'aide de la Justice, que Gaétan n'est pas venu au rendez-vous de l'hôpital : la mère était en province chez ses parents.

Un autre rendez-vous a été décommandé ensuite par la mère, car, dit le médecin dans sa lettre, *« elle ne veut pas revivre de mauvais souvenirs en entrant dans l'hôpital. Je ne manquerai pas de vous donner des nouvelles, et je vous prie, mon cher confrère.... »*

Je n'entendrai plus parler de Gaétan.

Nous, pédiatres de ville, sommes des tâcherons ; cette affaire peut être réglée par un chef de clinique, alors qu'à ce stade de la hiérarchie, on a, environ, une trentaine d'années, et aucune autre expérience qu'hospitalière. Où donc est la vraie vie, à l'hôpital ou dans les maisons des gens ?

Qu'est-ce que ce comportement de la mère ?

De façon surprenante, ne pas se précipiter à l'hôpital avec l'enfant quand on lui dit qu'il y a un problème, qu'il va mal, et venir seulement le lendemain, dans la journée... Dire que l'ambiance hospitalière de suspicion la trouble, la gêne pour allaiter... qui suspecte qui de mauvaises intentions ?

Et le comportement du père ?

Tout à son analyse personnelle, visiblement, il n'est pas encore père. A-t-il ressenti quelque chose ? Voit-il sa compagne ? Les demandes multiples de préparation à la naissance dénotent souvent une grande détresse face à l'arrivée d'un enfant.

Peu de jours après l'hospitalisation de force de Gaétan, le mère de la jeune femme, qui habite en province, me demande un rendez-vous : *« Je voudrais comprendre... »*.

Assez inquiète, je ne me dérobe pas néanmoins et la recevrai le soir ; personne élégante et visiblement aisée, psychothérapeute, elle a les mêmes yeux bleus que sa fille ; elle arrive avec un gros paquet de feuillets sur lesquels elle à pris des notes à la volée, et qu'elle consulte :

– Je voudrais comprendre comment une chose pareille a pu arriver, comment vous avez pu faire à ces enfants une telle violence ! Je voulais voir qui vous étiez pour faire une chose pareille !

Je sursaute :

– Ces enfants ? quels enfants ?

– Je veux dire ma fille et son ...

– Madame, précisément, je crois que le problème est là : ce ne sont pas des enfants, ce sont des parents, et ce bébé est leur enfant, celui de personne d'autre...

– Continuez, me dit-elle, le nez dans son paquet de notes, qu'elle feuillette en tous sens, « je suis avec vous, je vous écoute...

Alors là, j'explose :

– Mais madame, c'est vous qui avez souhaité me rencontrer ! Je n'ai aucun compte à vous rendre, et je n'ai pas à me justifier pied à pied. C'est déjà assez difficile avec vos enfants, et je n'avais pas à vous recevoir ! Je l'ai fait pour essayer d'adoucir les choses !

– Justement, Marie est une enfant qui se faisait une joie d'allaiter son bébé ! Vous avez tout gâché !

– Ce n'est pas une enfant, et les enjeux sont ailleurs que dans l'allaitement…

Entretien difficile, et éprouvant : on se quitte très froidement, moi tremblante de colère.

Elle ne me propose pas de me payer – j'ai passé plus d'une heure avec elle, le soir, mes consultations terminées, et je ne demanderai pas d'honoraires.

L'autre grand-mère viendra plus tard, avec les mêmes interrogations…

Cette histoire m'inspire quelques réflexions :

1) Le regard, quelque chose de fou, de bizarre dans un regard, glacial, fixe et bleu (que j'ai retrouvé chez la grand-mère maternelle) qui inaugurait la relation. Puis le **« regard »** que les protagonistes de l'histoire ont porté sur moi : les policiers, les grands-parents, le pédiatre de la famille, puis l'hôpital ; progressivement, c'est moi qui suis devenue suspecte, comme si je m'acharnais sur cette famille, et que j'avais à me justifier. Ce bébé, qu'on ne pouvait pas **voir**, car enfoui dans un châle, ni moi d'abord, ni la puéricultrice, et l'inquiétude ressentie quand je l'ai enfin **regardé** de mes yeux. Ce bébé, qui n'est pas venu aux rendez-vous hospitaliers ensuite, et qu'on n'a pas pu **revoir**. Tout s'est joué en un regard….
2) Quand au poids, hésitations, erreurs, marchandages, tout le monde sentait bien que ce paramètre mesurable, scientifique, le seul point solide et indiscutable, n'avait que peu d'intérêt dans cette affaire ; c'était un alibi, les enjeux étaient ailleurs.
3) Et les risques laitaux ! il m'a été amèrement reproché d'avoir fait capoter l'allaitement au sein, comme s'ils n'avaient tous retenu que ce seul point, de la mise au

monde d'un enfant ; comme si la mère n'avait pas pu, de mon fait, suivre son enfant à l'hôpital pour justement l'allaiter tout à loisir ; comme si l'allaitement était quelque chose de si périlleux, que son échec faisait une irrémédiable violence à la relation mère-enfant en train de s'établir.

Le policier avait bien senti et résumé cela, dans sa maladresse.

Je fais une hypothèse : il est possible que cette jeune mère, tellement prise en charge, par son pédiatre, par sa mère, par sa belle-mère, ait souffert elle-même d'anorexie mentale.

Sa minceur, alors qu'elle vient d'accoucher, son attitude si méfiante, hostile, envers les intervenants médicaux, sa résistance acharnée à toutes les aides, remontent peut-être à d'anciennes expériences d'hospitalisation sous la contrainte, de problèmes de poids, de négociations pointilleuses autour de la nourriture.

Il arrive que, pour soigner une jeune fille atteinte d'anorexie mentale, on doive l'hospitaliser, de gré ou de force, quand son poids descend tellement que cela met sa vie en danger. Elle est alors coupée de sa famille et de ses relations habituelles. Et pour pouvoir sortir de l'hôpital, entre la patiente et ses médecins, il y a un contrat : elle doit avoir grossi, atteindre un certain poids décidé à l'avance, et en commun.

Echappée enfin à ce filet pour une vie nouvelle avec son compagnon, et un enfant, cette jeune femme a suscité immédiatement, autour d'elle et de l'enfant, un nouveau réseau identique, de suspicion, de méfiance, de contrainte, de punition, et de violence sourde. Autour de la nourriture, exécrée et désirée, de son enfant, les protagonistes de l'histoire se rassemblent de nouveau autour d'elle, cette *« enfant »* victime...

Dans cette histoire, qui est l'enfant ?

Cette petite chose fripée, anxieuse et maigre, qui avait l'air de n'avoir qu'un souffle de vie, ou les parents – *« ces enfants »*, comme disait la grand-mère – tellement *« enfants »* qu'on ne leur reconnaissait aucune compétence, moi la première, et qu'on a violemment obligé à passer la main ?

Que pouvais-je savoir, un samedi matin d'affluence, seule dans mon cabinet, de cette histoire, qui s'est nouée au premier regard, bleu et froid comme la mer, acéré comme une arme ?

Son extrême violence m'a fait toucher du doigt la solitude du pédiatre de fond.

Histoire de caca

Violente aussi est cette histoire de caca.

Isa, 2 ans et 6 mois, a déjà son pédiatre, son homéopathe, et son psychologue.

Elle m'est montrée car elle est constipée.

Pourquoi me la montre-t-on à moi ?

En fait, la maman d'Isa vient d'accoucher d'un petit garçon, dans une maternité où on lui a parlé de moi : *« Très bel accouchement »* disent les parents, après une préparation haptonomique dont ils sont très heureux.

Elle a accouché accroupie.

– Sur la table d'accouchement ? » demandai-je.

Non, par terre, sur une alèse, le père et la sage-femme autour d'elle.

C'était très bien, ça c'est vraiment très bien passé.

Isa est constipée depuis environ six mois ; cela a commencé au retour d'un court séjour chez ses grands-parents, pendant lequel elle a appris que sa maman attendait un autre enfant, et aussi qu'il fallait qu'elle reste couchée le reste de sa grossesse. Isa devient « propre » il y a deux mois. C'est la nourrice qui lui enlève sa couche ; puis elle devient continente la nuit aussi, très rapidement.

Mais elle est constipée, et là, aujourd'hui, cela fait huit jours qu'elle n'a pas eu de selles.

Pendant que les parents racontent, Isa se promène dans le « cabinet » (parlons-en...) de consultation, joue, intéressée, curieuse, avec les jouets à sa disposition : puis elle déclare (elle parle très bien) :

– Je ne veux pas faire caca !

– Mais Isa, dit sa mère, tout le monde fait caca !

Résolument :

– Je ne veux plus faire caca !

Je l'examine, tout est normal : elle a déjà un traitement homéopathique, et je lui prescris quelques légumes et laxatifs, mais surtout je lui dis que son caca est à elle, qu'elle en fait ce qu'elle veut, et que nous, adultes, ne savons pas quand elle doit ou non faire caca, que c'est elle qui sait ; nous nous occupons chacun de notre caca, chacun de nous fait caca, et nous le jetons parce que nous n'en avons plus besoin.

Isa joue, pendant que je lui parle, sans me regarder, et, comme souvent dans ces cas-là, elle semble ne pas s'intéresser à la question.

Je demande si l'homéopathe lui a parlé de sa constipation : la mère me dit :

– C'est quelqu'un qui ne parle pas beaucoup... d'ailleurs... je lui laisse encore une chance...

Je ne sais pas de combien de chances je dispose... et je demande qu'on la montre de nouveau à son pédiatre – ou à moi – après huit jours de traitement.

Mais on ne me la remontre pas, ni à son pédiatre non plus.

A l'occasion de la consultation pour son petit frère, qui, allaité au sein, va parfaitement bien, je demande des nouvelles d'Isa :

– Ça va un peu mieux ; elle arrive à faire caca, dans son bain, après dix minutes de hurlements, et elle veut être seule à ce moment là....

Les parents sont très impressionnés et angoissés par ces séances.

Alors qu'on ne me demande rien à ce sujet, je suggère, devant Isa, que l'annonce de la grossesse déjà avancée de 3-4 mois, après un séjour chez ses grands-parents, éloignée de sa famille, a pu être néfaste ; dans le même temps, elle a appris qu'il fallait que sa mère reste allongée pour empêcher l'enfant de sortir, de sortir du périnée maternel.

Alors, je me souviens qu'un des rituels de défécation qui m'avait été décrit lors de la première consultation était qu'Isa ne pouvait faire caca qu'en présence de son père.

Et ce papa, par qui tout arrive (un nouveau petit frère et la possibilité de faire caca) est justement absent quand Isa apprend la grossesse de sa mère : commerçant, il voyage et part parfois quelques jours. Il n'est pas là pour dire la Loi : ce qu'on peut, ou pas, faire sortir de soi…

Est-ce que les bébés ont le droit de sortir ? En l'occurrence, l'interdiction, le danger est fort.

Est-ce qu'on peut, ou non, faire sortir le caca ? Peut-être est-ce dangereux aussi qu'il sorte … Peut-être est-ce défendu ?

Et puis, comme apothéose, la maman a mis au monde son fils accroupie par terre, comme on défèque. Isa a entendu ce récit ici, mais aussi certainement plusieurs fois. Elle a perçu le bonheur de ses parents autour de cet événement, et l'énorme investissement de ces circonstances précises de l'accouchement.

Ils ont mené leur accouchement comme ils le désiraient, dans le lieu qu'ils désiraient, après la préparation qu'ils souhaitaient.

Les parents expriment alors l'envie d'aller voir un « spécialiste », et je les adresse à un proctologue que je connais à l'hôpital. Après la consultation à l'hôpital, je demande des nouvelles, toujours à l'occasion de la consultation du petit frère, qui baigne dans le lait maternel et le bonheur de ses parents :

– Il ne nous a rien dit, ou presque, et doit la revoir dans quinze jours.

A moi, « il » me dira dans un courrier qu'il n'y a, bien entendu, aucune cause organique et que les choses semblent se régler progressivement, comme je le prévoyais.

Deux mois plus tard, Isa m'est montrée pour une consultation de routine, et c'est moi qui m'enquiers de la défécation :

– Oh, ça va bien, ça se passe bien maintenant, sans problème…

Ça alors ! Et on ne me dit rien… !

De cette histoire, dont tous les pédiatres ont un exemplaire, je tire plusieurs enseignements : on est dans la rétention ; rétention matérielle des selles de l'enfant, mais aussi rétention de l'information de la petite fille : on attend que la grossesse ait quatre mois pour l'annoncer à l'enfant, et que cette grossesse pose un problème de rétention, précisément. Rétention de la petite chez ses grand-parents à ce moment précis de l'aventure familiale ; rétention du bébé exigée du ventre maternel, pour éviter la prématurité ; impression de rétention des commentaires et des conclusions du proctologue après sa consultation (« Il ne nous a rien dit ») ; rétention des nouvelles d'Isa et de la confiance à mon égard.

La demande est contradictoire.

Symptôme difficilement supportable, la constipation est douloureuse ; les cris et les pleurs de la défécation sont très impressionnants et source d'une grande angoisse et d'une grande culpabilité chez les parents ; malgré cela, on ne me demande pas vraiment une prise en charge : on prend un avis touristique ; on ne me remontre pas l'enfant, alors que je le propose. Cette évidente souffrance au niveau des orifices périnéaux de l'enfant nous met beaucoup plus mal à l'aise qu'une douleur d'otite ou de pharyngite, par exemple.

Cela a à voir avec le viol d'un périnée, par quelque chose de trop gros, bien qu'il s'agisse d'exonération, et non de pénétration. Cela a à voir avec ce que nous, adultes, faisons avec notre périnée : l'amour, la pénétration, la jouissance, l'accouchement, le viol, la défécation de la merde, représentation commune de ce qu'il y a de plus répugnant.

Cette histoire de caca, socialement difficile à supporter, pourrait désigner les parents comme incompétents, s'étant mal débrouillés, proprement « emmerdés ». D'où notre gêne, à nous les adultes, et le ton faussement dégagé et désinvolte pour dire à l'enfant que :

– Le caca, on n'en a plus besoin, on le fait sortir, et on le jette.

Mais nous sentons bien que la vérité est plus profonde, que les enjeux sont sérieux et angoissants ; l'enfant qui hurle et se panique, parce qu'il défèque dans son bain, est en proie à une angoisse qui ne se calme pas facilement.

Les adultes ont parfois la réaction de rire, mais rapidement, on comprend que ce n'est pas seulement la douleur d'une constipation qui cède, ce n'est pas le dégoût de ses excréments flottant dans l'eau du bain, c'est une très grande angoisse qui m'évoque une angoisse de morcellement, de destruction imminente, de mort, qu'il est urgent d'endiguer, sous peine de réveiller notre propre angoisse d'adulte au sujet de cette sombre sphère du périnée et de son contenu, où, par-delà la mort, nous perpétuons notre espèce.

« Je pars en morceaux, et cela les fait rire... »

Le bébé est baigné dans le désir : la grossesse, la préparation particulière de la naissance, le choix des acteurs et de la maternité, le choix du mode d'accouchement, de la présence et de la participation active du père.

Pour le caca de la fille, personne n'a de désir ; on souhaite que cela se passe bien, passe bien et ne dure pas, et qu'on s'en débarrasse rapidement, qu'elle soit vidée, et qu'on n'en parle plus.

Alors, que peut-on faire sortir et jeter ? Un bébé sur une alèse, par terre, fait par la mère ? Un caca, fait par la fille ?

Cette interrogation brûlante et ce malaise envahissent probablement les pères qui assistent à un accouchement : l'enfant-VIE sort au milieu de liquides inquiétants, d'urine, de sang, de caca-MORT... et respire.

Le théâtre incohérent des adultes autour de l'objet de la production de l'enfant :

« C'est bien, ma chérie, voilà un beau caca. »

« Beurk, ça sent mauvais. »

ne trompe pas l'enfant, qui s'en déprime, ne voyant pas par quels moyens susciter de nouveau l'attention et le désir que canalise le petit frère.

Plus tard, injure, cri de rage ou de détresse, l'évocation de ce caca nous sera ensuite bien utile dans notre vie d'adulte, et nos rapports sociaux, et on y fera grandes allusions pour exprimer des émotions intenses !

Mais en attendant, que c'est compliqué !

Isa a raison : je ne veux plus faire caca, non plus. Ou alors qu'on m'explique !

Ces symptômes de l'enfant, si ordinaires pour le pédiatre, nous font, en l'espace d'une consultation, toucher du doigt que la défécation est proche de la mort ; que, voisine, la mise-bas, la mise au monde d'un être humain est aussi proche de la mort que de la vie, et les grossièretés quotidiennes que nous proférons en allusion au caca se font l'écho lointain de nos angoisses d'être détruits.

Solitude du pédiatre devant le maelström des émotions...

Pierre

Je vous parle de solitude…

Le pédiatre en ville est seul dans son cabinet…mais pas tout à fait : et voici l'histoire du médecin qui pleure…

Autour de la table de la salle de réunion du service, un grand silence se fait ; il dit, et il est envahi par une marée montante, les larmes l'étouffent, et il doit s'interrompre.

Nos regards s'évitent, et saisis, nous avons la gorge serrée par l'émotion de voir ce pédiatre qui pleure, notre ami, qui essaie de se récupérer, balbutiant quelques mots d'excuse…

Nous sommes tous là-bas, dans cette maison, où un père hurle de douleur, en cassant tout, devant l'enfant mort, et les pompiers aux bras ballants, impuissants.

Nous sommes tous ici, avec Pierre, qui garde tant d'humanité et de tendresse, après ses années de métier, qu'il pleure en revivant le drame.

Nous sentons tous monter en nous ce cri inarticulé, ce cri intolérable, ce cri silencieux, ce cri de révolte devant la brutalité de la douleur, la brutalité, le scandale de la mort d'un enfant : une petite fille de 18 mois vient de mettre les doigts dans une prise et s'est électrocutée ; elle est morte ; le cœur s'est arrêté. C'est fini.

Dans la maison, les pompiers et les réanimateurs du SAMU se sont acharnés pendant plus d'une heure : le cœur n'a pas redémarré.

Il n'y a donc plus rien à faire… Ils sont encore là, désarmés…

Et le père, fou de douleur, se cogne partout, est en train de tout casser, pendant que la mère enceinte de 6 mois est là, hébétée, choquée.

On est allé chercher Pierre. C'était le pédiatre de l'enfant. Mais pourquoi, alors que tout est fini ?

– Il y avait une telle intensité de douleur chez cet homme… c'était insupportable de le voir souffrir comme ça... et quoi faire ? Quoi dire ?... Je n'ai trouvé qu'une chose : le contact physique : je les ai touchés, je les ai pris dans mes bras, et je les ai tenus. Je suis resté là, sans rien dire... »

Sa voix s'étrangle et se brise, ses yeux se noient de larmes...

Lui, ce pédiatre chevronné, qui mène souvent nos séances de travail avec sûreté, et dynamisme, lui qui a travaillé autrefois en réanimation, habitué à l'urgence et au drame plus que beaucoup d'entre nous, lui qui montre si souvent bon sens et pondération, il avait besoin d'exprimer, à nous, ses collègues pédiatres, son désarroi et son chagrin.

Il n'y avait nul besoin de pédiatre à l'issue du drame : pourtant on avait besoin de lui, Pierre, le pédiatre de l'enfant, en tant qu'homme, besoin de lui, de personne d'autre, tout de suite, pour être avec eux, à ce moment, pour les tenir dans ses bras, besoin de lui avec toute sa personnalité et sa compassion ; les pompiers ne s'y sont pas trompés, et sont venus chez lui le chercher, demander de l'aide, après avoir fait « tout ce qu'il fallait ».

Nous étions contents d'être autour de Pierre en train de raconter son histoire : nous avons senti que nous étions un groupe soudé et que n'importe lequel d'entre nous, si seul dans son exercice de pédiatre en ville, en détresse, pouvait faire appel aux autres membres du groupe.

Ce groupe, c'est une trentaine de pédiatres de Paris et de sa banlieue, qui se réunit tous les vendredis, depuis des années, dans une salle d'un service de l'hôpital des Enfants Malades ; nous décidons du sujet de nos séances de travail, l'un de nous prend la responsabilité de la séance et on y convie un hospitalier connaissant particulièrement le sujet, ou des intervenants extérieurs, médecins ou non-médecins, des juges, des psychologues, des travailleurs sociaux, etc...

Le pédiatre de ville initie la séance à partir d'une observation qu'il a faite et des questions qui se sont posées à lui, et nous discutons autour de ces problèmes.

Nous souhaitons que ce groupe soit un lieu d'échanges entre pédiatres de ville et pédiatres hospitaliers, qui ne voient pas les mêmes patients, ni les mêmes problèmes ; mais bien que ce groupe existe depuis une vingtaine d'années, fondé à partir d'un groupe Balint et d'une psychanalyste travaillant dans cet hôpital, nous sommes toujours passagers clandestins de ce monde hospitalier qui ne s'intéresse nullement à notre existence. C'est l'HÔPITAL qui détient le savoir, et nous ne savons rien...

L'hôpital n'a rien à apprendre de nous, pédiatres de terrain, seul à seul avec nos patients, la maladie et les « problèmes humains » qu'on n'apprend pourtant pas dans les livres.

De jeunes et sémillantes chefs de clinique, la trentaine, arrivent, sûres d'elles, en retard, pour nous faire « un topo » ; mais de nous, elles n'ont rien à apprendre. Personne ne vient, jamais, parmi les étudiants du service, les pédiatres en formation, assister à nos séances. Nous n'avons rien à apporter, tout à recevoir.

Pourtant, même si ce n'est pas le sujet du jour, il arrive souvent, en début ou en fin de séance que quelqu'un ait besoin de décharger son fardeau, et d'exprimer ses questions, ses doutes, ses angoisses, en demandant l'avis des autres. Et là, sans critiques, sans jugement, en écoutant, on essaie d'aider le collègue. Car, nous aussi, soignants, à force de porter, on a besoin d'être portés...

Il me revient une séance, déjà lointaine, où il était question de l'observation d'un enfant bègue ; nous posions des questions, le travail de réflexion avançait, on parlait de la prise en charge, quand soudain l'un d'entre nous prend brusquement la parole, et dans une salve explosive, interminable, de bégaiement (nous retenions notre souffle, nous avions envie de l'aider.. nous avions mal pour lui...) dit, avec les plus grandes difficultés, transpirant, rouge d'émotion et de confusion :

– Il n-n-n-n'y a qu'un médecin be-be-be-bègue qui peut vraiment com-com-com-comprendre cela.....

Une onde de silence, ensuite, s'est élargie lentement....

Nous avions envie de le prendre dans nos bras…., nous ne savions pas qu'il était affligé de bégaiement, et qu'il avait dû durement combattre…

Bien sûr, les groupes font peur : il faut apprendre à s'y sentir bien, à prendre la parole, à parler clair, à ne pas ennuyer, à ne pas se laisser déborder par l'agressivité ou l'émotion. Il faut apprivoiser le groupe.

Et parodiant le Petit Prince de St Exupéry, à qui le Renard demande de l'apprivoiser, il faut venir, longtemps, toujours à la même heure (comme ça l'autre peut préparer son cœur à la rencontre, et s'en réjouir à l'avance), doucement, sans faire de bruit, ni de mouvement brusque, de plus en plus près.

Comme ça, sous le regard bienveillant des autres, il peut arriver que nous échappe notre émotion, et même nos larmes, devant la dureté de la vie.

Ces jeunes femmes, pédiatres au sein de l'hôpital, n'ont que faire de cette façon d'aborder la matière humaine, soutenues qu'elles sont dans la prise en charge des patients par l'équipe hospitalière, et la dilution des responsabilités. Il leur faudra apprendre, en ville, longtemps.

Dans notre époque de frénésie de communication par tous les moyens de plus en plus sophistiqués qui nous sont offerts, combien de temps leur faudra-t-il pour découvrir que la vraie communication humaine, crue, nue, authentique et sans fard, celle dont tout un chacun a besoin, c'est un engagement de toute la personne, c'est parfois prendre l'autre dans ses bras, et pleurer avec lui…

Chapitre V

De la séduction

Neuvième mois

On peut prendre les gens dans ses bras, mais attention !

Pour nous autres femmes, il est entendu que l'un des grands moteurs qui nous actionnent, est la séduction.

Mais qui séduit qui, dans la relation patient - médecin ?

Le père, la mère et le bébé de 9 mois sont là, de l'autre côté de mon bureau.

Nous faisons un bilan de ses acquisitions : est-ce qu'il tient assis ? Est-ce qu'il se déplace ? Est-ce qu'il jette les jouets ? Est-ce qu'il répète des syllabes : bababa, papapa… ?

Est-ce qu'il fait « bravo » avec ses mains, « au revoir », « les marionnettes » ?

Les parents se regardent, un peu penauds :

« Non, il ne fait pas les marionnettes », disent-ils en chœur.

L'enfant, sur les genoux de sa mère, me sollicite du regard, et fait les marionnettes, pour moi.

Tous les quatre, nous éclatons de rire.

Connivence, tendresse, séduction…

C'est le bébé qui tentait de me séduire….

Pas de médecine sans séduction, car pas de rapports humains sans séduction...

Qu'est-ce qui se joue autour du corps de l'enfant dont on parle en consultation avec ses parents ?

Quand, entre collègues de ville, ou plus encore à l'hôpital, nous parlons entre nous des patients, il me semble que nous ne parlons pas des vraies choses qui nous agitent. Nous discutons du cas de tel patient, de ses examens, de son traitement, d'une façon détachée, distanciée, que nous avons apprise, comme un code, dès que nous avons commencé au cours des études, à aller à l'hôpital, et à examiner nos premiers patients.

Nous avons appris à nous blinder, à nous protéger de la douleur, et de l'angoisse de la mort comme si nous n'étions pas concernés nous-même. C'est un travail indispensable. Mais « blind » en allemand et en anglais, ça veut dire « aveugle » ; faut-il nous blinder jusqu'à l'aveuglement ?

Je pense qu'il y a de la place aussi pour un fonctionnement plus clair et tranquille : sachant que nous devons mutuellement nous plaire un minimum pour être bien ensemble le temps d'une consultation, acceptons le fait que je sois une femme, que les parents, un sur deux, soient des hommes, et que nous allons, consciemment ou non, nous séduire.

L'enfant, petit ou moins petit, aussi cherche à me séduire, et moi de même ; le bébé, la tête un peu penchée sur l'épaule, va d'abord me regarder sérieusement, puis va tenter un sourire ; et si je le salue, dans les bras de ses parents, si je réponds à son sourire, si je m'adresse à lui personnellement tout de suite, le lien va être établi.

Nous allons aussi, entre femmes, essayer de nous plaire, mais, bien sûr, souvent à notre insu, et l'échec de ces manœuvres parfois, toujours à notre insu, explique à posteriori certaines ruptures, certaines incompréhensions, certaines désaffections, certaines disparitions de familles avec qui on pensait avoir des liens intenses, et qu'on ne reverra plus.

Car se sont les mères qui choisissent le pédiatre, et elles aussi qui décident de le quitter, si besoin.

Mais les grandes manœuvres de séduction, c'est quand même avec les pères qu'elles ont lieu.

La proximité physique d'un monsieur inconnu et de moi-même, parce qu'il a un enfant, dans mon bureau de consultation, les mains d'un père et mes miennes qui se frôlent pendant qu'on examine, ou qu'on vaccine un enfant qui se débat, le bras velu qui touche le mien, mes cheveux dans son nez pendant que, penchée sur l'enfant qu'il maintient, j'essaye laborieusement de voir au fond d'une oreille malade, ou au fond de la gorge (examen tant redouté !) ; c'est une situation inédite ! On fait comme si ce contact n'avait pas eu lieu, ou bien on s'excuse, ou on rit un peu : « Pardon... », « Excusez-moi... », comme si c'était une agression, une violation du territoire privé...Est-ce une agression de se toucher ?

Nous respectons les codes de notre civilisation, c'est-à-dire que, en mammifères supérieurs que nous sommes, nous avons besoin de nos 40 cm d'espace autour de nous pour ne pas nous sentir agressé par la présence physique de l'autre ; comme les rats de laboratoire, ainsi que l'a montré le Pr Laborit, nous respectons sans le savoir les territoires, sinon il y a attaque, et riposte.

Dans la situation de consultation du pédiatre, nous avons transgressé ces règles ; alors, nous allons donc parler d'autres choses, faire comme si de rien n'était, et passant outre l'émotion, bien présente, qui circule entre ces deux êtres sexués, le père et moi, nous allons, intellectuellement seulement, nous séduire.

Les Pères

Je brosserai quelques portraits de pères, qui paraissent pouvoir se ranger en certains groupes assez typés. C'est-à-dire que ce sont des gens, qui, avec leurs armes, m'ont séduite, et je pense à eux, en les peignant, avec une tendresse secrète.

Secrète, bien sûr.

Secrète, mais, comme dans la consultation où ce jeune père, sémillant jeune homme, me parlait en souriant de mes tenues vestimentaires, devant sa femme renfrognée, mais munie d'antennes sensitives, le secret a été éventé, je crois. Et ils ont cessé de venir me voir.

J'ai parlé de stratégie, de territoire, d'attaque, de faire luire ses armes et ses charmes et j'en viens tout naturellement d'abord aux :

Pères – « militaires »

La Grande Duchesse de Gerolstein chante « j'aime les militaires, j'aime les militaires ! » et c'est vrai qu'ils sont « craquants » avec leur sérieux, leur réserve, leur sens des responsabilités, leur air sûr, quand ils tiennent, dans leurs grandes pattes ces petits corps de bébé, si tendres et vulnérables. Ce sont des gens sérieux et organisés, les choses avec eux sont simples et précises, et ces histoires de biberons, de farine, de légumes doivent être consignées de façon précise et sérieuse sur une ordonnance, dont ils rendront compte, une ordonnance sans fantaisie, ni le flou artistique qui parfois nous gagne, au sujet de la composition des purées de légumes…

Je connais quelques superbes cavaliers, de la caserne voisine, qui s'occupent des gardes d'honneur pour les présidents et les souverains étrangers, images d'Epinal dans leur uniforme magnifique, à regarder et à admirer par les foules (et leur rejeton), qui ont pour leur petit enfant la manière tendre et ferme, que j'imagine qu'ils ont avec leur cheval, monture soignée et parée avec un amour silencieux, et dont ils sont responsables.

Monsieur X. vient tout seul avec son enfant de quelques mois, régulièrement, quand il est à Paris, car, pendant la semaine, il est en province, à la campagne, où il est ingénieur agronome et il s'occupe d'élevage.

Il est vêtu d'un pantalon de treillis militaire, d'un T-shirt de camouflage, ses biceps sont décorés de gros tatouages virils. Parfaitement habile avec son bébé, il le déshabille, m'assiste efficacement pendant l'examen, et le rhabille ensuite tout en lui parlant, de sa grosse voix, très doucement, et gentiment.

Il me pose, à sa façon masculine, toutes les questions que m'aurait posé une mère. Il s'enquiert précisément du régime à lui donner, de la normalité de sa croissance et de ses performances, de la suite des vaccinations.

Sous ses airs de faux militaire, c'est un « père – mère », c'est un tendre.

Quand je fais sa connaissance, Monsieur M…., la cinquantaine, sans travail, a décidé de s'occuper de ses enfants, à la maison.

Sa femme, enceinte, qui occupe un poste dans la finance, est assise près de mon bureau, et c'est le père d'emblée, qui installe l'enfant de 2 ans, sur la table d'examen, le déshabille, et le rhabille. Et c'est lui qui pose les questions, alors que sa jeune femme, muette, sourit, lointaine.

Quand le bébé naîtra, c'est lui qui s'en occupera, à plein temps. Il parle d'une voix douce. C'est son deuxième mariage, il a déjà deux grands enfants presque adultes.

A-t-il raté quelque chose avec ses grands enfants ? Veut-il réparer, ou veut-il déguster tout à loisir, une deuxième tranche de vie, en faisant d'autres choix ? C'est une ambiance de consultation un peu étrange, avec ce père très doux qui pose mille questions, et cette mère silencieuse, qui semble peu concernée, détachée ?

C'est un autre père – mère…

Les pères – « tranquilles »

Contrairement à l'expression populaire un peu dévalorisante, « le père tranquille » n'est pas un gros bonhomme jovial qui ne s'en fait pas...

J'appellerai « père – tranquille » ces pères, venus sans la mère, qui sont là avec naturel, qui se sentent parfaitement à leur place, dans cette consultation pédiatrique, qui ont quelques questions à poser, mais quelques, seulement, plus une petit liste faite par leur femme, et qui sereinement s'occupent avec une calme assurance de leur bébé, qui sent très bien cette sécurité, et qui, souvent, ne pleure pas. Pas d'énervement, pas de panique, le carnet de santé est dans une poche de la veste, et le vaccin dans l'autre poche, avec la couche de rechange. Pas de porte-bébé ou de siège compliqué, ou alors des engins dont la technique est parfaitement maîtrisée.

Les enfants adorent, ou bien s'ils pleurent, le père – tranquille dit quelques mots, puis l'examen fini, il console sobrement. Ce n'est pas eux qui vont solliciter un mouchoir en papier pour moucher le petit nez qui coule, ou essuyer les larmes. Ils en ont un. Ils sont à l'heure, ils n'ont pas oublié le vaccin, la situation est sous contrôle.

Ils sont souvent enseignants...

Les pères – « gouailleurs »

C'était un régal !

M. Mohammed H... , carrossier, habitait loin de ma banlieue, et devait prendre le train avec ses enfants, pour venir me consulter. Malgré tout, il vient très souvent, au moindre rhume, sans sa femme, que je ne connais pas, et quand il s'agit d'examiner Kamel, il me dit, avec un inénarrable mélange d'accent maghrébin et « titi parigot ».

– Celui-là, pour l'examiner, il faut trois hommes et un caporal !

Et cela se révélait être vrai, mais j'adorai les voir, à cause de son bagou.

Ou bien ce jeune homme, très élégant, couvert de bagues et de gourmettes, parfumé, qui travaille dans le show-biz, et qui s'occupe parfaitement de sa petite fille, rassurant cette enfant craintive à la manière un peu moqueuse d'un grand frère, avec la gouaille pleine d'humour de la banlieue ; en effet, à la place de son père décédé, c'est lui qui s'est occupé de ses petits frères et sœurs : il était « comme leur père » dit-il.

Il y a une étonnante distorsion entre cette élégance un peu décadente, un peu excentrique, parfaitement à la mode, dandy, et le vrai fond perceptible de cette personnalité, sous la légère couche de vernis du show-biz.

Ce fond, soigneusement caché avant d'avoir l'enfant, je le pense, fait de tendresse, de sérieux et de sécurité.

Pour son enfant, c'est très tonique, et rassurant ; et pour moi aussi, quant à l'avenir de cette famille.

A côté des beaux, il y a les moches

Peu rassurés, au contraire, ce sont les pères timides, anxieux, pas très beaux, ou mal aimés de la vie, quand ils amènent leur petit enfant. Et pourtant !

Monsieur B.. a deux garçons, quand s'annonce une 3e grossesse un peu tardive ; ce sera deux autres garçons jumeaux !

D'autres auraient un peu flanché.

Pas lui.

Il est petit, pas bien beau, pas bien jeune, pas bien riche, et il a un petit travail ; mal fichu, ses souliers sont un peu fatigués, sa chemise sort toujours un peu de son pantalon. Mais quand il vient, il rayonne : ces quatre garçons sont sa richesse, sa revanche sur la vie, sa fierté.

Si bien que les enfants sont tellement bien étayés par les parents, qu'ils sont très autonomes ; et quand l'aîné, âgé de 11 ans vient, tout seul, pour m'amener un des petits frères parce qu'il est malade, il sonne à l'interphone, sûr de lui, et sans bredouiller, s'annonce, en parlant de lui-même :

« C'est MONSIEUR Boukobza… !

Il n'a rien oublié : le petit mot explicatif des parents, l'argent pour payer, le carnet de santé, et il remet l'écharpe du petit avec une rude sollicitude.

Un homme d'un aspect un peu minable qui suscite chez ses garçons une attitude aussi responsable ne peut être qu'un père tout à fait de bonne qualité, embelli, décoré, valorisé par la présence de ses fils.

Certains hommes laids ou timides sont absolument réparés par leur paternité, : bien sûr, je pense, j'espère, que leurs compagnes s'emploient activement à la réparation, mais l'efficacité du petit poupon dans les bras est encore beaucoup plus grande : ce regard de nourrisson, émerveillé, totalement confiant, sur son père, la façon qu'a le bébé de se blottir contre lui, dans un total abandon, répare des années d'humiliation et de frustration. Souvent, pendant que nous parlons, le bébé a les yeux fixés sur le visage paternel, sans que celui-ci s'en aperçoive, tout à la consultation : alors je lui fais remarquer d'un signe, ce qui se passe, et l'attente du petit ; et c'est alors plein de douceur. Ils se regardent, et se reconnaissent : l'enfant, rêve magnifique, est là ; tout entier dans son regard, il contemple, avec l'intensité d'une grande attente, le visage de celui dont il apprend, chaque jour, qu'il est son père.

Sans le père, avec la petite Fanny, pendant 18 mois, c'était, à chaque consultation, des concerts de hurlements dès la salle d'attente. Rien n'y faisait, ni la douceur, et patience de sa mère, ni les explications, ni les jeux, ni le temps passé avec elles. Rapidement, j'ai sollicité la présence du père, mais sa femme avançait toujours toutes sortes d'excuses…

Il n'avait pas envie de venir, c'est tout.

Jusqu'au jour où, l'ambiance, et le niveau sonore de la consultation n'évoluant pas, ayant fermement renouvelé ma demande et envisageant avec la mère, un changement de pédiatre, il s'est décidé à venir.

Et, miracle, prise en charge pendant la consultation par son père, elle n'a pas du tout pleuré malgré sa frayeur. Nous étions tous abasourdis : le père incrédule, qui appréhendait de venir, me demandait si vraiment sa présence pouvait avoir changé quelque chose, la mère un peu vexée, et moi, très contente ; alors il s'est mis à parler de lui d'abondance : c'est un artiste, émigré d'Europe de l'Est, d'origine juive ; sa famille a été décimée pendant les persécutions nazies, et les survivants ont émigré aux U.S.A. Il a essayé de s'installer aussi là-bas, mais il en est revenu après quelques mois, déçu. Il est de nulle part, ou plus exactement, ses lieux d'enfance sont perdus à jamais : les gens, les endroits, la langue, tout à disparu ; sous son humour, il est très amer : alors cette petite fille… quel sens cela a-t-il pour lui ?

Soudain devant moi, il a réalisé à voix haute, qu'il était, lui, pauvre apatride, les racines de cette petite. Qu'il était, lui, perdu, fragile, menacé, capable par sa présence seule, de rassurer quelqu'un ; lui qui hésitait entre deux continents, capable d'être sa base, son continent.

Un continent, ça contient : il contenait, par sa présence, l'angoisse de sa fille, qui s'est donné un mal fou, pendant dix huit mois, pour lui faire savoir qu'il était père.

Il n'a pas manqué une consultation, par la suite, toujours surpris de son rôle, car dorénavant, elle ne pleurait plus du tout, jouait, et me parlait beaucoup.

Je le rencontrais parfois dans la rue et il me saluait avec chaleur.

Ici, c'est l'enfant qui fait le père.

Cette autre petite fille s'y est prise d'une autre façon pour parler à son père.

Elle porte le même prénom que ma sœur.

Sa mère vient de la même région de Bretagne que moi, et nous sommes les seules à nous réjouir discrètement quant il pleut un peu... Le crachin breton nous rappelle le pays. J'aime bien les voir.

Pendant plusieurs mois, elle est venue seule avec sa fille, qui ne dormait pas bien ; je ne connaissais pas le père.

Ce jour là, elle vient pour la visite mensuelle de l'enfant ; le père est, pour quelques jours parti à l'étranger pour ses affaires, en Allemagne.

Pendant qu'on était en train de parler des troubles du sommeil, et de cette absence, la petite âgée de six mois (âge auquel, pour tout langage, on fait des bruits de bouche variés, ou on émet quelques syllabes au hasard) la petite, dans son siège de bébé, pendant qu'on lui tournait le dos, émet soudain un « papapapa » magnifique.

Nous sursautons, aussi surprises l'une que l'autre, et je dis à l'enfant :

– Qu'est ce que tu dis, toi, bébé, tu dis « papa » ?

Et la mère :

– Mais vous croyez qu'elle a dit « Papa » ? Elle n'a encore jamais fait ça !

Car c'est bien plus tard, à partir de 9-10 mois qu'on dit volontairement « maman, papa »...

Je croyais, en effet, qu'elle avait entendu ce qui se disait de son père.

Alors, nous avons parlé du père.

Il a bien du mal à être père ; il n'aime pas s'occuper de l'enfant, il ne le fait pas souvent. Marié une première fois, sa femme meurt sans qu'ils aient eu d'enfant. Fils d'une famille juive, il habite dans la même maison que sa mère, dans le Marais, où ils habitaient avant la guerre. De très nombreuses familles, dans ce quartier, ont été décimées, anéanties, par les rafles nazies. Beaucoup de gens dans cette famille-là, ont été déportés dans les camps, et sont morts. Il n'y a d'enfant nulle part.

Dans ce Marais magnifique, autrefois crasseux et en ruines, les hôtels XVIIe restaurés rayonnent de leurs charmes de pierre : les façades ravalées, les jardins soignés exhalent un parfum de sécurité ; c'est à peine si, au détour d'une rue, une plaque, parfois, rappelle silencieusement, sur une maison ou sur une école, le drame de la déportation et des rafles nazies, des écoles vidées de leurs enfants juifs, qui ont disparu en fumée, là bas, en Allemagne.

Sur la place, dans la cave du maroquinier voisin, un ami a vécu ses premières années, caché là avec ses parents, dans l'angoisse d'être découverts par les occupants allemands.

De cette horreur, il ne reste pas de traces visibles, ou on peut ne pas les voir. C'est comme un vieux film en noir et blanc... C'était il y a longtemps... Les touristes passent et repassent, en troupe, le nez en l'air, cherchant la place des Vosges... Luxe, calme,... On a tout oublié, on a tout nettoyé. Mais dans ces demeures superbes, des gens sont dans le désert d'un deuil définitif. Quelques survivants des camps, pourtant, sont revenus, et se tiennent dans le silence.

Alors, il n'y a guère de place pour un enfant, pour l'espoir, pour la vie.

Pourtant, elle s'ébroue, seule vivante dans cette famille de morts. Le soir, au téléphone, la mère raconte à son mari (en Allemagne !) que la petite a dit « Papa », et il en est ému aux larmes.

L'enfant – espèce inconnue – fait sa place dans cette famille d'ombres, amputée, détruite, sa petite place de vivante, qui nomme son père, et qui semble lui dire : « Papa, reconnais-moi ! ».

Il revendra ensuite à de nombreuses consultations, toujours muet, mais présent, et sa petite fille, poupon celte aux yeux de porcelaine, le regarde, et ils se ressemblent en silence.

C'est la petite qui fait sa place, dans cette famille de morts, ou de disparus, sa petite place de vivante, qui nomme son père.

C'est très beau d'avoir le droit de voir, d'entendre, en tant que médiateur, ce qui se joue dans la vie des gens, et de libérer la tendresse des chaînes qui la retiennent.

Les Chamanes, les sorciers, sont intermédiaires entre les morts et les vivants, les vivants et les dieux, et je suis aussi à cette place.

Les pères – adoptifs, et les pères - adoptés

Les pères adoptifs ont besoin d'autres sortes de médiateurs, pour être pères, pour être des pères ; ils ont reçu leur enfant d'organismes d'adoption, en France, ou sont allés le chercher à l'étranger.

Bien qu'ils sachent qu'ils ont toutes les excuses pour ne pas être parfaitement au point dans leur rôle de père, quand, après des mois et des années de démarches et d'attente, on leur dit brusquement :

« *Votre bébé arrive après-demain, venez le chercher* », ils sont ruisselants d'émotion et de joie, tremblants, débordés, ils ont peur de ne pas être à la hauteur, sous les sunlights de la DASS, et sous le regard du pédiatre – **spécialiste** des enfants – et qui est supposé tout savoir sur le sujet.

Là, la paternité doit se construire, et vite, d'une seule traite, et ils sentent qu'ils doivent se montrer des pères excellents, d'emblée, puisqu'ils adoptent. Ils n'ont, semble-t-il pas le droit à l'erreur, puisqu'ils ont, plus encore que les pères biologiques, choisi d'être père…

Ils n'ont, officiellement, absolument pas le droit de regretter, ou d'hésiter, puisqu'ils ont délibérément choisi d'être père adoptif, sous peine d'être considérés comme les pires des salauds.

Comme si le désir était toujours clair, permanent, continu, sans les sauts en arrière, les hésitations, les retours, les fuites, les regrets, trajectoire naturelle pourtant de nos désirs humains… Les neuf mois réglementaires permettent silencieusement, dans le temps d'une grossesse, que le désir d'enfant aille et vienne, et se solidifie.

Les petits adoptés, même bébés, le savent, le sentent ; et ils déploient une énergie de séduction étonnante : ils ont souvent un développement psychomoteur surprenant, une envie de vivre, un regard vif qui sollicite très fort le contact, des progrès rapides, une faculté d'adaptation intrigante, comme s'ils savaient qu'ils ont eu de la chance, qu'ils ont été désirés très fort, et qu'ils sont des rescapés du malheur. Ils se donnent donc énormément de mal pour continuer à plaire, accrocher leur père adoptif à eux, et l'empêcher de flancher, l'étayer par des demandes et une sollicitation constante. Mais aussi, en les gratifiant d'avoir un enfant aussi mignon et vif.

Si bien que les pères adoptifs sont aussi des pères *adoptés* par leur enfant.

Et puis il y a le problème du nom : tant que l'adoption plénière n'est pas prononcé, le père ne peut pas donner son nom de famille à l'enfant, et cet homme là m'explique devant l'enfant, qu'à 2 ans, il ne sait toujours pas comment présenter son fils, sous quel nom le désigner socialement. On a déjà changé son prénom de naissance, mais sur les papiers, il porte encore le nom de ses parents biologiques, et son prénom initial ; comme, lors de la consultation, j'hésite toujours sur le nom de l'enfant, il dit en riant : « Moi non plus, je ne sais pas comment l'appeler ! ». Alors l'enfant, d'habitude charmant pendant l'examen médical, seul à seul avec son père adoptif, fait ce jour-là une colère monstrueuse.

C'est grave en effet : c'est long, beaucoup trop long, ces formalités administratives, comme le dit la psychanalyste d'enfants Caroline Eliacheff ; car, qu'est-ce qui signifie aux yeux du monde qu'on a un père, si ce n'est le nom qu'on porte, le nom de son père. On les empêche de s'installer dans une paternité solidement assumée, car plane la menace que cet enfant ne soit pas, ne soit jamais, considéré comme leur fils.

Un autre type de « père adoptif »

Est, celui auquel je pense, père biologique qui s'est enfui pendant la grossesse de sa femme : le couple se sépare.

La mère pleure.

L'enfant naît, c'est un garçon.

Le père revient : et sous mes yeux, ce jour-là, il est vraiment père ; c'est un bonheur de le voir pendant la consultation, parler à son nourrisson, le manipuler, le coucher dans ses bras, puis le mettre debout contre lui, la tête sur son épaule, l'embrasser, lui sourire, lui murmurer à l'oreille, marcher en le berçant. Et le bébé, bougé en tous sens, est ravi.

C'est un père, je l'apprendrai plus tard, qui lui-même a été abandonné, à sa naissance, dans un orphelinat, et puis adopté.

Il y a un vide, il y a un trou noir, il y a un manque irréparable : il ne sait pas comment faire, comment être le père de quelqu'un qui naît, comment ça commence.

Puis les choses se sont réellement mises en place, et il a adopté son enfant biologique et une source, inconnue de lui s'est fait jour.... Il répète sans relâche :

« Mon fils, mon fils .... »

Déchirant pour la compagne enceinte, c'est un scénario fréquent : les pères, pris de panique en voyant se refermer définitivement le piège sur leur liberté, s'enfuient. Certains reviennent, d'autres non.

Il y a aussi les pères qui « adoptent » les enfants de leur femme : et ça, c'est vraiment une démarche, un choix, une construction, et c'est une belle histoire d'amour.

Voisin des pères adoptifs, il y a les « pères célibataires sans enfant »

Pères un peu sur le tard, ils se sont, pour des raisons auxquelles je n'ai pas accès, bien débattus contre le piège, et puis, pour d'autres raisons bien personnelles aussi, il leur arrive un enfant.

Un, ou plusieurs ! Monsieur B. homme d'affaires, tempes grises, souhaitait depuis longtemps des enfants ; avec sa jeune femme, ils se désespéraient. Après FIV, première grossesse : deux jumeaux, un garçon et une fille.

Nous avons eu quelques consultations laborieuses : au début M. B. posait mille questions, souvent en décalage avec la situation, et me traitait de haut, comme une prestataire de service, sans beaucoup écouter les réponses. Petit à petit, nous nous sommes installés dans un rapport plus confiant ; en fait, il craignait son incompétence. Ayant mis sa fertilité (ou son infertilité) entre les mains des médecins, il redoutait, je crois, la mainmise sur ses enfants d'un autre médecin qui lui aurait refusé toute compétence paternelle.

Au fil des consultations les enfants grandissent, et pleurent, pleurent… On finit par les examiner sur les genoux du père, qui trouve les mots, fermes et sécurisants ; et il est extrêmement heureux d'être, physiquement, le support de ses enfants, et tant pis pour le col de son impeccable chemise bleue, plein de morve, et tant pis pour son élégant costume, tout froissé pendant la bagarre. Il rayonne. Il se montre enfin lui-même, réparé, pansé, par ses deux petits enfants, et lâche son personnage cassant de P.D.G. ; on peut rire, et plaisanter. Et petit à petit, il conduit ses enfants vers l'autonomie, toujours présent aux consultations malgré son emploi du temps, et les petits qui parlent très bien supportent maintenant bravement l'examen, en disant seulement « j'ai un petit peu peur… »

Ces célibataires qui sont soudain saisis d'un amour fou pour leur bébé, ou ces pères séparés de la mère, qui assurent parfaitement leur rôle auprès de l'enfant, même nourrisson… émerveillés secrètement d'avoir accès à un pan de la vie qu'ils ignoraient.

Ou bien, déjà père de grands enfants, qu'ils auraient peut-être un peu « loupés », pris qu'ils étaient dans l'échec de leur première famille, ils arrivent avec humilité à la consultation du pédiatre, prêts à se remettre en cause, à repartir à zéro, à tout apprendre de l'enfant nouveau-né qu'ils amènent.

Les pères « coups durs »

Intermédiaire entre les « pères célibataires sans enfant », et « les pères – mères », il y a le groupe des pères qui ont besoin des « coups durs » pour prendre toute leur dimension paternelle, leur assurance de père, et leur poids.

C'est l'histoire de la varicelle :

M. P. m'amène ses deux petits garçons dont il a la garde pendant les vacances de Noël. Il a quitté sa femme à la naissance du deuxième enfant.

Ce 2e a donc la varicelle, après son frère. Quoi de plus banal qu'une varicelle ?

Mais cette varicelle s'aggrave rapidement, et un soir, il vient en urgence, avec les deux (puisqu'il en a la garde pour les vacances de Noël) car le petit souffre terriblement, refuse de marcher, a une forte fièvre et présente une grave infection de la hanche.

Bien qu'on apprenne cela dans les livres de pédiatrie : « complications des maladies infectieuses », en 25 ans de varicelle, je n'ai jamais rencontré cela.

Vu les douleurs extrêmement violentes, et la fièvre, nous décidons de l'hospitaliser sur champ. Je téléphone au service d'urgence, je l'annonce au médecin de garde, et on cherche un taxi. Tout cela le soir, vers 21 heures, dure longtemps ; et pendant que nous attendons le taxi, j'en viens à plaindre à voix haute ce père, comme une bécasse !

« Ce n'est pas drôle, pour vous, d'avoir à assumer cela, avec les deux... pendant les vacances de Noël ».

Ô mes sœurs féministes, au secours ! Comme si c'était plus drôle, plus facile, pour une mère ! Mais on est tellement habitué ! C'est tellement évident et naturel que la mère va se précipiter à l'hôpital, tout de suite, avec les deux, en serrant les dents, contenant sans se plaindre sa fatigue et son angoisse.... Avec ou sans vacances de Noël !

Alors, après avoir rhabillé et consolé sobrement son petit garçon, il vient s'asseoir à côté de mon bureau et commence à me parler vrai, et pour la première fois, il me dit sa culpabilité et sa honte d'être parti à la naissance de son deuxième fils, le petit malade. Il me dit à quel point tout le monde le considère comme un salaud, et pourtant combien il a pris en charge ce petit, dès ses premiers mois, sans relâche, comme un père, même s'il ne vivait plus avec eux. Je savais par la mère qu'il disait vrai, mais avant cet épisode, je ne pouvais m'empêcher de trouver son attitude extrêmement coupable. J'ai entendu, j'ai compris les raisons de sa fuite, et de sa rupture, j'ai compris son point de vue, je l'ai compris, lui. Et soudain, à mes yeux, il est devenu un père compétent, courageux et solide, qui assumait fermement la situation grave. Il a fallu cette gravissime complication, avec un risque de septicémie mortelle, pour que, sous mes yeux, ce père humilié et coupable, prenne toute sa dimension de père efficace, protecteur, et respectable ; et en retour, le regard que maintenant, j'avais sur lui, le restaurait dans son honneur paternel : la relation entre nous en a été changée.

Le lendemain, le frère aîné, pour ne pas être en reste, et preuve qu'il avait tout entendu, et tout compris, tombait dans la rue, et se fracturait gravement la mâchoire...

Les enfants se sont donc employés activement, et efficacement, à faire mûrir leur père.

D'autres souffrances d'enfants ont amené leur père à faire un travail analytique, par exemple. Une suspicion, à tort, de mauvais traitements, (en fait dus à la nourrice) a obligé un père à faire la preuve, à clamer à corps et à cris, ses qualités de bon père. Une longue et grave maladie d'un fils a révélé l'amour d'un père, qui ne savait pas se dire, et tant d'autres exemples de maladies sévères, d'accidents d'enfants, qui conduisent leur père à la maturité.

Il me semble, à la réflexion, que ce sont plus souvent les garçons qui s'expriment comme ça envers leur père : messieurs et dames les psychanalystes, à vous...

Cousin de ces pères – là, il y a les « pères enfants »

Ce sont les pères, nostalgiques, qui, dans la consultation pédiatrique, veulent être pris en charge personnellement, par moi.

Quelquefois, on me le demande précisément : « Et moi, vous ne pouvez pas me suivre aussi ? »

Au décours d'une longue relation de cinq ans avec l'enfant et ses parents, après une rupture, le père abandonné par sa compagne, très déprimé, m'avait parlé longuement.

Ou cet autre homme, père de trois enfants, qui voulait être pris en charge aussi, comme son père, médecin de famille, le faisait.

Ou ces autres, qui se dévalorisent exprès : « Je suis nul, je n'y comprends rien, je ne sais pas m'y prendre » afin que je leur remonte le moral, comme on le fait pour les enfants qui essaient, et ratent, une entreprise quelconque :

– Mais non, tu n'es pas nul, tu vas y arriver ! Essaye encore !

Il y a ceux qui souhaitent « pendant que j'y suis » que je leur fasse leur vaccin de rappel, oublié depuis 15 ans...

Mais le bouquet, c'est le père qui amenait ses trois garçons que je suivais depuis leur naissance, et qui tenait absolument, après la consultation du bébé, à me montrer son derrière à lui, où il y avait, paraît-il, un intéressant bobo ; malgré mes protestations énergiques, il insistait énormément :

« Mais cela ne sera pas long, “ pendant que vous y êtes ”, c'est juste pour avoir votre avis... ».

Je fus intraitable, et je ne revis plus la famille.

Où donc va se nicher la séduction ?!!!

Dans un registre plus grave, il y a les pères qui ont peur d'être maltraitants ou incestueux envers leur enfant, et ça, c'est une question très difficile. Les mères aussi, parfois, nous parlent de cela. En tant que pédiatre, nous n'avons pas les éléments de jugement quand un père se panique parce qu'il a peur d'être un jour incestueux avec son enfant, ou quand une mère craint de se voir dépassée par sa propre violence.

Ce ne sont pour l'instant que des craintes, mais, on ne peut pas du tout rassurer à moindre frais, on ne sait rien de ce qu'ils ont vécu eux-mêmes pour être dans cet état là, et il me paraît urgent de saisir l'opportunité, d'utiliser la porte ouverte (car elle se referme vite), pour les aiguiller vers un travail avec un psychothérapeute.

C'est un appel à l'aide, il faut l'entendre.

Je me souviens, d'une fois où je n'ai rien entendu, d'une assez brève relation avec une mère actrice, très « fofolle », très en demande, très séductrice, et avec sa petit fille assez perturbée et insupportable : après la mise à sac de mon bureau, j'apprends qu'elle a une autre fille plus grande, d'un autre père.

Elle viendra un jour avec cette grande fille, et c'était impressionnant de voir cette fille de onze ans, calme, posée, raisonnable, qui menait la consultation, comme si elle était la mère de sa propre mère, toujours aussi agitée et dispersée, et qui regardait sa fille avec une sorte de respect et de soumission.

Et puis j'ai appris, plus tard, par une grand-mère, que cette grande fille s'était noyée, peu de temps après cette consultation, dans sa baignoire ! Est-ce qu'un enfant de 11 ans se noie dans sa baignoire ? Ce probable suicide, déguisé, m'a amené à penser qu'on avait été maltraitant avec elle, mais qui, quand, comment ? je n'ai pas deviné sa détresse, quand je l'ai rencontrée, je n'avais pas suffisamment d'éléments pour me méfier. Où était, qui était son père, à qui pouvait-elle demander de l'aide ?

Alors vous les pères absents, les pères partis, les pères que je ne vois jamais, comme paradoxalement, vous existez par votre absence !

Qu'est ce que vous voulez qu'on devienne sans vous ?

Qu'est ce qu'on peut faire sans vous ?

A quel point vous nous manquez ! Depuis tout bébé jusqu'au fin fond de l'âge adulte, jusqu'au seuil de la mort, on peut être à la recherche de son père…

Quelque soit le type de père que vous soyez, à quel point vont manquer votre contact physique, votre étayage, votre arbitrage, votre avis masculin sur les choses et la vie !

Bien abîmés par le passage du féminisme, déstabilisés, désorientés, vous ne savez plus bien ce qu'on attend d'un père.

Comme Dieu le Père, dans la Genèse, fit une boule avec de la terre, et souffla dessus (ou cracha, on ne le sait pas avec exactitude !) afin d'en faire le premier homme, Adam, notre père à tous, on attend de vous, père, que vous transmettiez, à la petite boule de chair qui vous est née, la puissance et le souffle vital.

La puissance : le pouvoir « faire », le pourvoir « être ».

ÉPILOGUE

Lettre à Marcel...[1]

Mon cher Marcel,

Toi qui n'as pas d'enfant, je t'évoque, je te convoque...

A propos de souffle, reprenons notre conversation, que nous avions interrompue, peut-être hier soir, peut-être il y a beaucoup plus longtemps, à la lumière de ma lampe de chevet. Comme ces amis longtemps absents que l'on retrouve comme si on s'était quitté la veille, tu me parles à mi-voix, à l'oreille, de la duchesse de Guermantes, des après-midis ensoleillés de Combray, du chien de madame Sazéat, ou d'Albertine que tu attendais pour jouer dans les jardins des Champs Elysées, et des aléas du cœur.

Toi, tu en sais long sur les rapports de la maladie, du temps, et de la création. Beaucoup se sont penchés sur la question de ton état de santé.

Si ces crises d'asthme qui t'étouffaient avaient été soignées avec des moyens dont nous disposons maintenant, est-ce que tu te serais autant enfermé, claquemuré, protégé dans ta chambre obscure et insonorisée, sous du liège aux murs et au plafond, afin de repousser à l'extérieur toute sollicitation du temps et du monde ?

---

1. Proust.

Cette solitude t'a permis le plongeon en toi-même, si profond, sans les impératifs du temps, des jours et des nuits, des saisons, et des dates anniversaires. Ton temps propre, menacé par la maladie asthmatique, très angoissante, ton temps mesuré par la répétition des crises, ton temps personnel aliéné par le souffle qui manque, t'a permis de nous entraîner, en apnée, dans cette eau profonde et calme qui est en chacun de nous, dans cette recherche du temps passé, perdu, qui fait résonner en nous tous les échos presque effacés de l'enfance, de la mère, des soins du corps, des odeurs familières, des lumières fugitives de l'automne, des bruits minuscules du quotidien.

Grains de vie, grains de chapelet, grains d'ambre, perles, bulles irisées qui brillent un instant dans le soleil, puis disparaissent, en nous laissant en éclatant contre la peau, comme un humide petit baiser d'adieu.

Si le souffle te manquait, ton œuvre, elle, s'écoule comme le souffle de la vie, sans fin, et sans début, et on peut te relire, et te laisser, et reprendre le cours d'une histoire interrompue il y a longtemps, chuchotée à l'oreille dans la sérénité de la lecture.

Mon temps, comme le tien, est rythmé par celui des autres ; c'est comme si j'étais immobile, pendant que les autres bougent, et passent.

On m'amène un tout petit enfant nouveau-né, dont la vie est encore vacillante, et les signaux obscurs, si obscurs à cet âge, qu'il existe tant et tant d'ouvrages de néonatalogie, et moi, le pédiatre, je dois dire, s'il va bien.

Non pas s'il **est** bien réussi : ça c'est en salle de naissance, que ça se dit :

« Votre enfant est bien, il est parfait ! » Mais, s'il **va** bien ; déjà dans le temps, il va... Comme un surfeur, il a pris sa vague, et il a commencé à vivre son temps.

Puis, les enfants grandissent, le temps s'étire ; on suit régulièrement la croissance, et ses aléas ; et puis vient le temps de l'adolescence, et on rassure sur ce nouveau corps étranger, qui, tel Alien, se modifie sous nos yeux sans qu'on puisse le contrôler...

Les maladies bénignes de l'enfance, dont le pédiatre est le témoin, sont un arrêt brutal donné au temps : devant la fièvre, les vomissements, ou l'enfant couvert d'une inquiétante éruption, tout s'arrête ; les parents doivent impérativement arrêter leur activité, et donner du temps à l'enfant malade. Il faut, tout de suite, aller le chercher à la crèche, ou à l'école, il faut, tout de suite, l'emmener chez le médecin, il faut rester avec lui quelques heures, ou quelques jours...

Ces maladies bénignes (du latin ***« bene »*** : bon) sont en effet, une bénédiction pour les enfants : pas d'école, papa, maman viennent : consultation précipitée chez le pédiatre ; des antibiotiques infects à avaler, avec quelles comédies ! Quel bonheur !

Mais les vaccins, hélas, ont limité le nombre de ces maladies à la portion congrue : alors vive les otites, les rhinopharyngites, et autres bronchites ! N'est-ce pas, les enfants ?

Jeune pédiatre, on s'identifie aux jeunes mamans et à leurs soucis : puis, plus tard, aux parents de grands enfants avec le cortège des problèmes scolaires, soucis d'orientation, problèmes et conflits familiaux, échecs, et soubresauts.

Et quand les « ados » sont partis vivre leur vie, que reste-t-il, mon cher Marcel, à part la mélancolie ? A qui, à quoi s'identifier ?

On mesure son propre vieillissement à la brusque floraison des filles qu'on connaissait petites, à cette évidence de la beauté, qui n'est souvent que la beauté fragile de la jeunesse, et petit à petit, vaille que vaille, il reste l'image de la sage sorcière, avec ses lunettes, dans sa hutte magique.. ; et bon gré, mal gré, on peut endosser sa houppelande.

Mais voilà, Marcel, j'arrive ! Maintenant qu'on est allégé, libéré, de ses propres charges de famille, on peut, avec toi, plonger en arrière, et réfléchir, c'est-à-dire regarder l'image que nous renvoie le miroir.

Moi, immobile, au milieu de la Ville qui tourne, et qui bruit, je suis un lieu tranquille ; hâvre, je participe, par mon existence, moi et mon lieu, à l'ancrage des enfants et des familles dans leur réalité quotidienne.

Il arrive que de jeunes pères, ou de jeunes mères me disent, en venant pour la première fois avec leur bébé : *« Vous savez, vous étiez mon pédiatre quand j'étais petit... »*

Qu'est-ce qu'on veut donc re-chercher chez moi ? Chercher quelque chose qu'on y a oublié, ou l'immuabilité, la sécurité, ou l'enfance ?

Avoir des racines, être d'un pays, d'une famille, voilà qui apparaît souvent comme important, difficile, et douloureux dans bien des histoires qui précèdent.

Provinciaux comme en exil à Paris, étrangers nostalgiques, vrais réfugiés, déplantés, déracinés, arrachés....

En exil de notre famille surtout, et en recherche des liens, ratés, absents, médiocres, à reprendre, si c'était possible... et on veut croire que c'est possible jusqu'à ce que, finalement, les parents meurent...

En exil de notre famille, quand, parfois dans la famille du conjoint, de l'Autre, on sent qu'on est définitivement différent, étranger, et que la vraie – véritable – bonne façon de faire, c'est comme le faisait pour nous notre mère, dans notre seule vraie – véritable – sûre et bonne famille. Famille rêvée ?

Cette envie, sans fin, d'être au contact des très petits – comme certaines femmes qui adorent être enceintes – cette inconsciente quête par le pédiatre de la fontaine de jouvence, n'est ce pas, qu'on soit homme ou femme, la douleur de l'exil de la maternité ?

Quand on est père, ou mère, on existe, avec évidence.

Ce que moi, pédiatre, je vois à l'œuvre, c'est le comportement des enfants, le corps qui parle, dans toutes ses langues, qu'il convient de décrypter.

C'est le comportement des parents, avec leurs enfants, avec leur conjoint, avec moi-même, autour de la maladie et de la santé : langage encore.

C'est mon propre comportement, face à ces personnes, plus ou moins étrangères, que je reçois dans mon espace, et qui me mettent en danger : mon propre langage du corps dont il faut que je soies maîtresse, si tant est que cela soit possible....

J'apprends, j'apprends sur l'Homme ; comme toi, Marcel, qui regardait vivre un microcosme mondain résolument superficiel, mais qui nous entraînait en réalité à la fine pointe de l'analyse des sentiments, au tout profond du cœur des hommes.

Mais je suis une femme.

En quoi cela fait-il une différence ?

Le petit bout de la lorgnette, le ras-des- pâquerettes, les petits soins du corps, les mains qui savent, la préparation quotidienne des nourritures du corps, les mille et un petit actes techniques des journées banales, c'est notre lot. Mais c'est aussi cette si grande envie de soigner, de réparer, de guérir, de savoir, de comprendre....

C'est Jules Michelet qui dit en 1862, dans son épilogue de « La sorcière » :

> *« La sorcière a péri pour toujours, mais non pas la Fée. Elle reparaîtra sous cette forme qui est immortelle.*
>
> *La femme, aux derniers siècles occupée d'affaires d'hommes, à perdu en revanche son vrai rôle : celui de la MEDICATION, de la CONSOLATION, celui de la Fée qui guérit.*
>
> *C'est son vrai sacerdoce. Et il lui appartient, quoi qu'en ait dit l'Eglise.*
>
> *Avec ses délicats organes, son amour du plus fin détail, un sens si tendre de la vie, elle est appelée à en devenir la pénétrante confidente en toute science d'observation. Avec son cœur et sa pitié, sa divination de bonté, elle va d'elle-même à la médication. Entre les malades et l'enfant il est fort*

peu de différence. A tous les deux, il faut la femme. Elle rentrera dans les sciences et y rapportera la douceur et l'humanité. »

Ce besoin de réparer, de guérir, dont je n'ai pas fini d'explorer les contours, avec l'envie toujours neuve, d'être près des petits, forme un solide rempart contre l'angoisse de devoir mourir.

Dans les créneaux de ce rempart, décoré des guirlandes de la séduction, des enfants rient et s'appellent ; ils semblent encore si proches de la Vérité initiale... Leur corps fait, et leur bouche exprime les Vraies choses, que nous, adultes, avons tant de mal à entendre.

Si proches de la Vérité initiale, avant que tout ne s'embrouille... Comme un écheveau de fil, une énorme pelote de laine, un réseau inextricable de barbelés...

Dans les contes de fées, il y a des fileuses qui filent avec des quenouilles piquantes, il y a des jeunes filles qui dorment, d'un sommeil magique, après la piqûre de ces quenouilles ; il y a les Parques, vieilles femmes horribles, qui tiennent dans leurs mains le fil de notre vie, et des ciseaux ; il y a Ariane, et son fil ; ce sont des femmes.

Aiguilles, fils, ciseaux, couteaux, objets triviaux de notre quotidien, comme vous êtes chargés de sens dans nos mythes !

Je suis munie, moi aussi, des quenouilles magiques dont la piqûre apportait l'oubli, le sommeil, la mort ; quand ça s'appelle vaccins, comme dans mon cabinet, cela parle d'avenir, de protection, et de la vie future.

Dans nos contes familiers, il y a plusieurs sortes de fées : les fées embrouilleuses, qui viennent jeter les mauvais sorts et amener mille complications ; les fées débrouilleuses de ces pelotes, qui vont tenter d'arranger les choses, et même les fées débrouillardes. (c'est Ariane qui a eu l'idée du fil pour sortir du labyrinthe et échapper au Minotaure !)

Ce sont les hommes qui vont couper d'un coup d'épée le Nœud Gordien ; mais ce sont les petites, les humbles qui vont ronger patiemment les mailles du filet qui retient le Lion de la fable ; nos lions magnifiques, qui ont parfois besoin de nos qualités modestes et industrieuses, pour pouvoir aller faire retentir de leur rugissement somptueux les vastes plaines, et les déserts…

> « Patience et longueur de temps
> Font plus que force ni que rage »
>
> Jean de la Fontaine – Le lion et le rat.

Ce sont les bonnes fées qui débrouillent, lissent, délient, ***« dénouent »*** les impuissants (qu'on disait, au Moyen Âge, ***« noués »***), défont les mauvais sorts, donnent des philtres qui raniment le courage, ce courage qui, en espagnol, s'appelle : « animo » ; elles nous rendent un surplus d'âme.

Et Michelet encore :

> « On ne chevauche plus, il est vrai, par les airs, au moyen d'un balai : le démon Montgolfier à créé le ballon – Enfin, le vœu sublime, le souverain désir de communiquer à distance, d'unir d'un pôle à l'autre les pensées et les cœurs, ce miracle se fait. Et plus encore, l'unité de la terre, par un grand réseau électrique. L'humanité entière a pour la première fois, de minute en minute, la conscience d'elle-même, une communication d'âme !
>
> O divine magie !…
>
> Si Satan fait cela, il faut lui rendre hommage, dire qu'il pourrait bien être un des aspects de Dieu. »

Reprenons le fil, mon cher Marcel…

S'il n'y a plus les pédiatres dans le labyrinthe pierreux des Villes, peut-être y aura-t-il encore des sorcières ? Ou des fées ?

Serai-je la dernière ?

FIN

RÉFÉRENCES

Alien, film américain de Ridley Scott, 1979.

Dolto Françoise, *Psychanalyse et pédiatrie*, Paris, Seuil, 1971.

Eliacheff Caroline, *A corps et à cris*, Paris, Poche Odile Jacob, 2000.

La Grande Duchesse de Gerolstein, opéra-bouffe de Jacques Offenbach, 1867.

Michelet Jules, *La sorcière*, Paris, GF Flammarion, 1966.

Mon oncle d'Amérique, film français d'Alain Resnais, 1980, citant les travaux du Professeur Henri Laborit (1914-1995), également interviewé par Jean-Louis Servan-Schreiber, le 8 septembre 1980, sur TF1.

Proust Marcel, *A la recherche du temps perdu*, Paris, Gallimard, 1920, NRF.

Rosemary's Baby, film américain de Roman Polansky, 1968.

Saint-Exupéry Antoine de, *Le petit prince*, Gallimard, 1945.

Une sorcière comme les autres, chanson d'Anne Sylvestre, Barclay.

Table des matières

www.ingramcontent.com/pod-product-compliance
Lightning Source LLC
LaVergne TN
LVHW051025051026
849532LV00004BA/1372

* 9 7 8 2 7 4 7 5 2 2 5 8 8 *